Monthly Book

Medical Rehabilitation

編集企画にあたって………

　近年の ICT(information and communication technology)の進歩は目覚ましいものがある．生体信号を簡便に取得することが可能となり，さらにコロナの流行により，その進歩は加速し，遠隔診療が現実のものとなった．

　本企画では「リハビリテーション診療に使える ICT 活用術」と題し，まさに現在の日本における ICT を活用したリハビリテーション医療を行っているトップランナーの先生方に執筆していただくことができた．

　ICT を活用した心臓リハビリテーションにおける遠隔リハビリテーションは，すでに実用段階となっている．

　また，テクノロジーの進歩により，現在の我々は脳とダイレクトにコミュニケーションをとることが可能となってきた．脳とコミュニケーションをとることにより，運動の企図を感知する BMI 技術の発展によりさらなる運動機能の回復が可能となってきた．

　また，大がかりな歩行分析装置を用いてでしか行えなかったような歩行解析が wearable な機械で簡便に測定ができるようになってきた．いつでも，どこでも正確に患者の機能を評価することが可能となってきた．これらを用いて，生活しているときの動作を簡便に集め，集められたビッグデータから正確な予後予測や，適切な治療が選択できる時代がまさに訪れようとしている．

　本企画のサブタイトルにあるように「これからリハビリテーション診療はこう変わる！」とまさに言える内容になったのではないかと自負している．

　是非ご一読いただき，明日からの診療，これからのリハビリテーション医療のお役にたてればと，筆者一同願っている．

2022 年 7 月
藤原俊之

Key Words Index

Writers File
ライターズファイル（50音順）

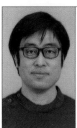

阿瀬寛幸
（あせ ひろゆき）

2003 年	茨城県立医療大学保健医療学部作業療法学科卒業 順天堂大学医学部附属順天堂医院
2019 年	同，主任
2021 年	同大学大学院医学研究科リハビリテーション医学修士課程修了 同，博士課程

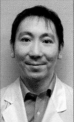

川上途行
（かわかみ みちゆき）

2003 年	新潟大学卒業 慶應義塾大学リハビリテーション科
2007 年	同大学月が瀬リハビリテーションセンター
2008 年	国立病院機構東埼玉病院
2015 年	University College London, 訪問研究員
2016 年	慶應義塾大学医学部リハビリテーション医学，専任講師
2022 年	同，准教授

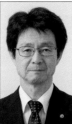

長谷公隆
（はせ きみたか）

1985 年	慶應義塾大学医学部卒業 同大学医学部リハビリテーション科
1997 年	カナダ Alberta 大学神経科学科留学
2000 年	慶應義塾大学医学部，講師
2005 年	同，助教授
2007 年	同，准教授
2012 年	関西医科大学附属病院リハビリテーション科，診療教授
2018 年	同大学リハビリテーション医学講座，教授
2021 年	同大学リハビリテーション学部，顧問（兼任）

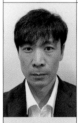

牛場潤一
（うしば じゅんいち）

2001 年	慶應義塾大学理工学部物理情報工学科卒業
2004 年	同大学大学院理工学研究科後期博士課程修了，博士（工学） 同大学理工学部生命情報学科，助手 同，専任講師 同，准教授
2019 年	研究成果活用企業 Connect 株式会社（現：株式会社 LIFESCAPES），代表取締役 CEO（兼務）
2022 年	慶應義塾大学理工学部，教授

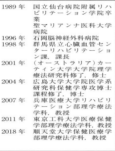

高橋哲也
（たかはし てつや）

1989 年	国立仙台病院附属リハビリテーション学院卒業 聖マリアンナ医科大学病院
1996 年	石岡脳神経外科病院
1998 年	群馬県立心臓血管センター課，課長
2001 年	（オーストラリア）カーティン大学大学院理学療法研究科修了，修士
2004 年	広島大学大学院医学系研究科保健学専攻博士課程修了，博士
2007 年	兵庫医療大学リハビリテーション学部理学療法学科，教授
2011 年	東京工科大学医療保健学部理学療法学科，教授
2018 年	順天堂大学保健医療学部理学療法学科，教授

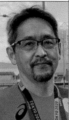

羽田康司
（はだ やすし）

1991 年	筑波大学医学専門学群卒業 帝京大学医学部リハビリテーション科入局
1997 年～99 年	米国アイオワ大学神経内科臨床神経生理学部門留学
2008 年	帝京大学医学部附属溝口病院リハビリテーション科，講師
2011 年	同，准教授
2015 年	筑波大学医学医療系，准教授
2019 年	筑波大学医学医療系，教授（リハビリテーション医学）

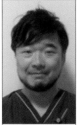

大畑光司
（おおはた こうじ）

1994 年	京都大学医療技術短期大学部卒業 大阪府立大手前整肢学園
1997 年	大阪府立看護大学医療技術短期大学部，助手
2008 年	京都大学大学院医学研究科人間健康科学系専攻，講師（現在に至る）
2010 年	京都大学論文博士（医学）

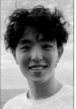

武見充晃
（たけみ みつあき）

2011 年	慶應義塾大学理工学部生命情報学科卒業
2015 年	同大学大学院理工学研究科後期博士課程修了，博士（工学）
2015～17 年	Danish Research Centre for Magnetic Resonance 博士研究員
2016 年	日本学術振興会特別研究員 PD
2018 年	科学技術振興機構さきがけ研究者/東京大学大学院教育学研究科特任研究員（兼務）
2021 年	慶應義塾大学大学院理工学研究科，特任講師

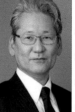

藤原俊之
（ふじわら としゆき）

1993 年	福井医科大学卒業 慶應義塾大学リハビリテーション医学教室入局
2002 年	Institute of Neurology (London, UK), Research Fellow
2005 年	慶應義塾大学リハビリテーション医学教室，専任講師
2014 年	東海大学専門診療学系リハビリテーション学，准教授
2017 年	順天堂大学大学院医学研究科リハビリテーション医学，教授

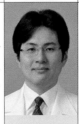

勝谷将史
（かつたに まさし）

2003 年	兵庫医科大学卒業 同大学病院研修医
2005 年	川西市民病院産婦人科
2007 年	兵庫医科大学リハビリテーション医学教室入局 関西リハビリテーション病院リハビリテーション科
2009 年	西宮協立リハビリテーション病院リハビリテーション科
2011 年	同，医長
2016 年	同，副部長
2019 年	同，部長

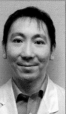

西田大輔
（にしだ だいすけ）

2008 年	医師免許取得
2008～14 年	亀田総合病院神経内科・リハビリテーション科
2014 年	慶應義塾大学医学部リハビリテーション医学教室入局
2015～18 年	済生会神奈川県病院リハビリテーション科
2018～19 年	済生会東神奈川リハビリテーション病院リハビリテーション科
2019～21 年	国立精神・神経医療研究センター身体リハビリテーション科
2021 年	東海大学医学部専門診療学系リハビリテーション科学，講師

Contents

リハビリテーション診療に使える ICT 活用術
―これからリハビリテーション診療はこう変わる！―

編集企画／順天堂大学教授　藤原俊之

Monthly Book

MEDICAL REHABILITATION No. 278/2022.8 目次

編集主幹／宮野佐年　水間正澄

読んでいただきたい文献紹介

本文でも文献として挙げられているものの中で，特に重要な文献を挙げた．
是非参考にしていただければ幸いである．

1) 高橋哲也ほか：デジタルヘルスと理学療法．理学療法ジャーナル，**55**：1228-1236，2021.
2) Ushiba J, Soekadar SR：Brain machine interface for rehabilitation of poststroke hemiplegia. Prog Brain res, **228**：163-183, 2016.
3) Laver KE, et al：Tele-rehabilitation services for stroke. Cochrane Database Syst Rev, **1**(1)：CD010255, 2020.
4) Laver KE, et al：Virtual reality for stroke rehabilitation. Cochrane Database Syst Rev, **11**(11)：CD008349, 2017.
5) Scott IA：Machine learning and evidence-based medicine. Ann Inter Med, **169**：44-46, 2018.
6) Denison T, et al：Neuromodulation in 2035. Neurology, **98**：65-73, 2022.

（藤原俊之）

MB Med Reha **No.278**：1-7, 2022

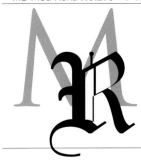

特集／リハビリテーション診療に使える ICT 活用術
―これからリハビリテーション診療はこう変わる！―

遠隔心臓リハビリテーションの現状と未来

高橋哲也*1　藤原俊之*2　代田浩之*3

Abstract　近年，IoT の進歩により，様々な生体情報データをリアルタイムに遠隔監視できるようになった．これらの多くが遠隔心臓リハビリテーションにも応用できる可能性がある．遠隔心臓リハビリテーションは蓄積型：store and forward 型（非同期型）とリアルタイム型（同期型）の大きく 2 つに分けられる．Store and forward 型は，スマートフォンとアプリケーションを用いて，身体活動量，心拍数，血圧，運動時のボルグスケールなどを web ポータルへ上げて，医療従事者と患者が双方で確認したり管理したりできる方法で，欧米でその有効性が確認されている．日本でいう遠隔心臓リハビリテーションはリアルタイム型のモデルで，エクササイズバイクを使用するもの，使用しないもの，多人数の運動を管理するものなどがある．臨床応用には解決しなければならない課題も少なくないが，遠隔心臓リハビリテーションへの期待は大きく，研究や検証が進んでいる．

Key words　遠隔心臓リハビリテーション（Tele-cardiac rehabilitation），モノのインターネット（internet of things），蓄積型（store and forward），リアルタイム型（real time）

はじめに

社会の高齢化に伴って，世界中で心不全患者が増加の一途をたどっている．ヨーロッパの心不全患者数は 650 万人～1,000 万人と推定されており[1]，成人の 1,000 人に 5 人が心不全を発症するといわれている[2]．日本の新規心不全発症者数は 35 万人と推定され[3]，特に高齢心不全患者数の増加は顕著である．心不全による入院や再入院の頻度の増加による医療費増大，財政負担は大きな社会的問題となっており，心不全患者の全人的管理を効果的に行うことが課題となっている[4]．

心不全患者の全人的管理の 1 つの方法として，従来から心臓リハビリテーションが推奨クラスⅠ，エビデンスレベル A の治療として認められて

おり，医療経済効率も良い[5]．特に運動処方に基づく運動療法は，症状を緩和し，運動耐容能や QOL を改善，再入院や死亡を減少することが報告されている[1,2,5~8]．長く継続することで心臓リハビリテーションの効果も高まるが，日本における外来心臓リハビリテーションへの参加率は極めて低い[9,10]．外来心臓リハビリテーションの参加を妨げる要因は，患者が高齢化により自宅からの通院が困難であるとの理由や通院費用の問題など多岐にわたる（**表 1**）[11,12]．さらに最近では新型コロナウイルス感染症の蔓延などによる外出自粛もあり，遠隔心臓リハビリテーションへの期待が高まっている．本稿では急速に発展する遠隔心臓リハビリテーションの現状と今後について解説する．

*1 Tetsuya TAKAHASHI, 〒 113-0033 東京都文京区本郷 3-2-12 御茶の水センタービル 5 階　順天堂大学保健医療学部理学療法学科，教授
*2 Toshiyuki FUJIWARA, 同大学大学院医学研究科リハビリテーション医学，教授
*3 Hiroyuki DAIDA, 同大学保健医療学部，学部長

表 1. 外来心臓リハビリテーションの参加を妨げる要因

Barriers for exercise in heart failure	退院後に心臓リハビリテーションに不参加となる急性心筋梗塞症患者における主観的妨げ要因の検討
患者関連 高齢，低学歴，社会経済的状態，マイノリティ，不安・抑うつ，ロジスティクス，モチベーション欠如，理解不足，時間的余裕.	自宅が遠方で通院が大変. 自分でできるので通院する必要はない. 仕事や家事が多忙. 運動が嫌い.
社会的・経済的 資源とサポート不足，診療報酬不足，交通手段の問題.	通院する交通費が高い. 心臓リハビリテーションの費用が高い. 後遺症で十分運動できない.
医療チーム／システム 心不全に関する専門知識の不足，能力不足，専門知識の不足，患者紹介の不足，運動の重要性に関する教育不足.	医師に運動を禁止されている. 心臓リハビリテーションを知らなかった. 家族の協力が得られない. 運動するとかえって悪くなると思った.
病態関連 重症，障害の程度，病気の進行速度，うつ病などの併存疾患の影響，症状／認知機能障害.	
治療関連 日常生活との関連性が乏しい運動，日常生活に運動を取り入れることが困難.	

(文献 11，12 より筆者作表)

遠隔モニタリングの進歩

近年，IoT(internet of things：モノのインターネット)の進歩により，様々な医療機器やウェアラブルデバイスを通じて測定した生体情報データをリアルタイムに遠隔監視できるようになった．血圧計，体重計，体温計，心電図，酸素飽和度計，身体活動量計，血糖値計，呼吸センサーなどは既にIoT化され，患者は自宅に居ながらにして自分の生体情報をサーバやクラウドに上げることができ，医療従事者も医療機関以外からでも患者の生体情報に簡単にアクセスできるようになっている[13].

植込み型心臓電気デバイスはさらにその性能が高性能・多機能化し，遠隔モニタリングが可能となっている[14]．アラート送信機能も有していることから，緊急に対応が必要な不整脈が出現した場合や，デバイスの不具合が生じた場合など，医療機関にその情報が送られるため早期対応が可能となり，不整脈治療を受ける患者は多大な恩恵を受けていることから，診療報酬上も「遠隔モニタリング加算」が認められている.

このようなIoTデバイスは，遠隔アセスメント，遠隔サポート(テレナーシング，心理サポートなど)，遠隔治療，遠隔コーチング，遠隔コンサルティング，遠隔リハビリテーションなどに応用できる．特に，在宅での遠隔心臓リハビリテーションへの応用については期待が高い.

遠隔心臓リハビリテーションの種類

心臓リハビリテーションというと「心肺運動負荷試験の結果をもとにした運動処方に基づくエルゴメータを用いた有酸素運動療法」をイメージする方も少なくないと思われるが，心臓リハビリテーションは「医学的評価・運動処方に基づく運動療法・冠危険因子是正・患者教育，およびカウンセリング・最適薬物治療」を多職種チームが協調して実践する長期にわたる多面的・包括的プログラム[5]」であるため，その内容は多岐にわたる.

1．蓄積型：store and forward 型(非同期型)

このタイプの遠隔心臓リハビリテーションは，いわゆる「遠隔健康管理プログラム」と表現したほうがわかりやすい．欧米で行われているスマートフォンとアプリケーションを使用した在宅心臓リハビリテーションプログラムであるCardiac Rehabilitation Programmes in the Elderly(EU-CaRE)試験[15]は，このstore and forward型にあたる．この7か国8施設が参加して，65歳以上の高齢者における心臓リハビリテーションプログラム

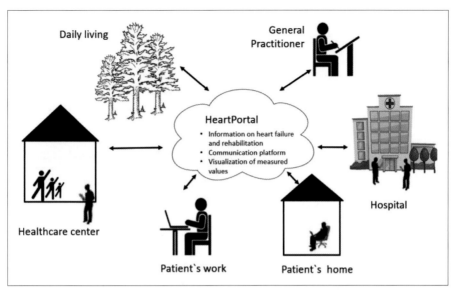

図 1. Future Patient 研究. web ポータルを用いた
遠隔心臓リハビリテーションプログラム

の有効性，持続可能性，費用対効果などを検証している前向きコホート研究である EU-CaRE 試験では，mobile tele-monitoring guided cardiac rehabilitation（mCR）を採用し，スマートフォンにワイヤレス接続された心拍ベルトを胸部に装着しながら，運動負荷試験の結果をもとにした心拍数で最低週 5 日，30 分以上運動療法を行う．運動中の心拍数は Bluetooth でスマートフォンのアプリに自動転送される．患者自身もアプリケーションを用いて，身体活動，心拍数，運動時のボルグスケールを測定し登録することができる．これら，日々の運動の記録は，web ポータル（ホームページ）にアップロードされ，患者は web ポータルにアクセスして個人の活動状況を確認したり，目標と比較することが可能である．研究チーム（看護師や理学療法士）も web ポータルにアクセスすることができ，参加者の進捗状況を監視し，リハビリテーションについて助言し，定期的な間隔でコンプライアンスを刺激することができる．

　デンマークでも "Future Patient" という遠隔リハビリテーションのプロジェクトが行われていて，「Heart Portal」という web ポータルを通じて，遠隔心臓リハビリテーションプログラムを行っている[16)]．これは，血圧，脈拍，体重，歩数，睡眠，呼吸を測定し，健康状態を確認するいわゆる「遠隔健康管理プログラム」である（**図1**）．このような在宅型心臓リハビリテーションプログラムが欧米の研究では一般的である．Piotrowicz らは，心不全患者を対象に，在宅遠隔監視ノルディックウォーキングトレーニングの安全性，有効性および受容性について，ランダム化比較対象試験を用いて検証している[17)]．NYHA（New York Heart Association functional classification）Ⅱ〜Ⅲ，左心室駆出率（EF）≦ 40％の心不全患者を，在宅で遠隔監視しながらノルディックウォーキングトレーニングを 8 週間行う群（n＝77）と，通常のケアのみの群（n＝34）を比較したところ，在宅遠隔監視ノルディックウォーキングトレーニング群で，有害な事故もなく，有意に最高酸素摂取量が改善したことを報告している．欧米のこのような研究の多くは，患者の心電図，血圧，体重を患者のスマートフォンを介してモニタリングセンターに送信することができるが，リアルタイムの監視でなく，何らかの症状が出現した場合に任意で心電図記録を送信するものである．基本的にはトレーニングセッション終了後，直ちにスマートフォンで心電図記録をモニタリングセンターに送信するようなシステムであり，安全で効果的であり，高いアドヒアランスが示されてはいるものの，厳密には次のリアルタイム型（同期型）遠隔心

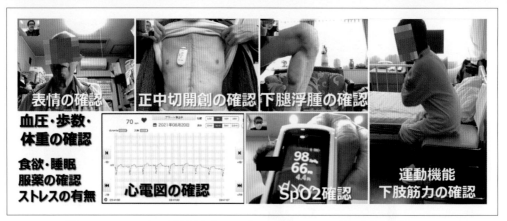

図2. リアルタイム型遠隔心臓リハビリテーション　1対1個別指導モデル

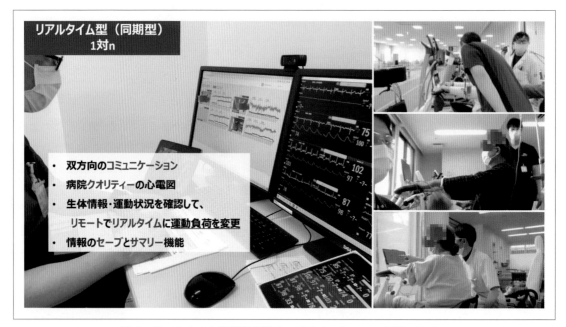

図3. リアルタイム型遠隔心臓リハビリテーション　1対nモデル

臓リハビリテーションとは性質を異にするものである.

American Association of Cardiovascular and Pulmonary Rehabilitation, American Heart Association, そしてAmerican College of Cardiology のステートメント[18]では, 何らかの理由で外来で心臓リハビリテーションに参加できない患者に対しては, このような在宅型心臓リハビリテーションサービスが妥当な選択肢となる可能性があると結論づけている.

2. リアルタイム型(同期型)

一方, 我が国では, エクササイズバイクをIoT

化し, ビデオ通話に加えて, 心電図や血圧などの生体情報をリアルタイムで監視しながら運動療法を行う遠隔心臓リハビリテーションシステムの研究開発が進んでいる[19]. インターネットで病院と自宅を結び, 患者とリアルタイム, かつ双方向の通信を確保しながら, 外来通院と同様の運動療法, 患者教育, 心理的サポートなどの包括的介入を目指すものである.

高齢化が進む我が国においては, 運動形態として必ずしもエクササイズバイクによる自転車運動が適さない症例も少なくない. 我々はそのような患者に対して, (現在は研究ベースであるものの)

表 2. デジタルヘルス医療をどのように展開するか―遠隔心臓リハにおいても共通の課題―

課題	問題点	解決策
デジタルヘルス活用のバリア	• 患者のモチベーションの低下 • 患者のデジタルリテラシーが低い • 医療者のデジタルヘルスケアへの信頼の欠如	• 患者のデジタルヘルス教育プログラムの確立 • 現代のワークフローモデルの再設計
法的，倫理的，技術的なバリア	• モバイルデータのプライバシーに関する懸念 • 個人情報に求められるセキュリティ問題 • 記録の保存の問題 • 相互運用性の欠如	• デジタルヘルス認証プログラムの確立 • ガイドラインの作成 • 適用されるデジタルヘルス装置のコンプライアンスの保証 • デジタルヘルスサービスの相互運用性の確保
その他のバリア	• 医療経済的評価の欠如 • 報酬の欠如 • 対面同様に管理できる通信の速さと安定性 • 非常時の対応	• デジタルヘルスのエビデンス蓄積→医療経済的評価 • デジタルヘルスの知識や経験の共有促進 • 医療保険業界など多業種への情報提供 • デジタルヘルス関連の政策立案・法整備

(文献 21 に修正，加筆)

1対1で自宅と病院をビデオ通話で結び，心電図，血圧，酸素飽和度をリアルタイムでモニタリングしながら，体調や自覚症状，日々の血圧や歩数，体重の変化を確認したり，表情や下肢の浮腫を確認したり，運動機能や下肢機能の確認を行っている（**図2**）．高齢患者であっても，機器の操作を簡略化すれば操作に大きな問題はない．

一方，心臓リハビリテーションはリハビリテーションの診療報酬体系でも集団運動療法が認められているユニークな治療方法である．そのため，遠隔心臓リハビリテーションにおいても，1対1の個別運動療法と1対nの集団運動療法の形態が期待される．順天堂大学では2022年5月現在，本郷御茶ノ水キャンパスをキーステーションに，附属病院を結んだD to D，1対nの集団運動療法のフィージビリティ研究を進めており（**図3**），将来的には対在宅患者のD to Pでの1対nの遠隔心臓リハビリテーションを実現させたいと考えている．

遠隔心臓リハビリテーションの実施においては安全性の確保が重要で，運動負荷試験の結果に基づいた運動処方に加えて，施設で実際の運動療法を行い安全であることを確認することが重要である．American Heart Associationの運動療法のリスク分類[7]によれば，リスク分類クラスB（激しい運動による合併症のリスクは低い安定した心血管疾患があるが，外見上は健康な人に比べてわずかに大きいリスクがある）の患者の「心電図と血圧モニタリング」は，「運動処方初期のトレーニング中に有用」とあり，恒久的なモニタリングを求めてはいない．重要なのはリスク層別化のための病態評価にほかならない．

通院困難を理由に広がりつつある遠隔医療やオンライン診療においてもすべてを自動化，デジタル化することは難しく，画面越しに患者と対話していると，心臓リハビリテーションでは心の通ったアナログなかかわりも必要であると感じる．患者目線でテクノロジーを有効活用する意識が必要であろう[20]．また，患者側のICTリテラシーや家族の協力の確認，救急連携体制の確保などの準備も怠ってはならない．遠隔心臓リハビリテーションの質を保証するためにも，運動負荷装置の選定，運動プログラムの標準化，定期的な評価，モニタリングデバイスや画像通信の確保など，学会などを中心とした内容の標準化も重要である（**表2**）[21]．

まとめ

遠隔心臓リハビリテーションの，store and forward型（非同期型）とリアルタイム型（同期型），双方にメリットがあり，今後はこの2つの組み合わせが主流となっていくことであろう．**表3**に遠

表 3. 遠隔心臓リハビリテーションの利点と課題

利点	課題
移動問題の解消(時間・コスト削減) 楽しみ・安心・安全 病院リハビリの継続・効果 患者のアドヒアランス,自立を促進	医療スタッフや他の患者との直接対面がなくなる(アドヒアランス?) 緊急時に即座に医療処置ができない 信頼性の高い安定したインターネット接続が必要 デジタルデバイスのトラブルシューティング・デジタルリテラシー不足 膨大なデータの扱いと法的問題(AI powered?) 情報ガバナンス・データの所有権 年齢や収入,環境による不平等 選択の自由・過剰な異存 診療報酬請求できない・費用対効果

隔心臓リハビリテーションの利点と課題をまとめた.実際の臨床応用に向けて,解決しなければならない課題も多い.新型コロナウイルス感染症の完全終息の見通しがつかない中,令和4(2022)年度の診療報酬改定でも遠隔診療は大きく前進した.政府,与党はオンライン診療の恒久化に肯定的立場を表明している.世界的に見ても遅れている日本の遠隔心臓リハビリテーションも,一気に進んでいくと思われる.

文 献

1) Ponikowski P, et al:2016 ESC Guidelines for the diagnosis and treatment of acute and chronic heart failure:The Task Force for the diagnosis and treatment of acute and chronic heart failure of the European Society of Cardiology(ESC) Developed with the special contribution of the Heart Failure Association(HFA)of the ESC. *Eur Heart J*, 37(27):2129-2200, 2016.
Summary 急性および慢性心不全の診断と治療のためのヨーロッパ心臓病学会のガイドライン.全世界の心不全診療の標準的な診療指針.

2) McDonagh TA, et al:2021 ESC Guidelines for the diagnosis and treatment of acute and chronic heart failure:Developed by the Task Force for the diagnosis and treatment of acute and chronic heart failure of the European Society of Cardiology(ESC). With the special contribution of the Heart Failure Association (HFA)of the ESC. *Eur J Heart Fail*, 24(1):4-131, 2022.
Summary 文献1の改訂版.心不全の分類が更新されている.

3) Shimokawa H, et al:Heart failure as a general pandemic in Asia. *Eur J Heart Fail*, 17(9):884-892, 2015.
Summary アジアにおける虚血性心不全,心機能が保たれている心不全,高齢者の心不全の管理,一次予防と二次予防について要約している.

4) 厚生労働省:「循環器病対策推進基本計画」について,〔https://www.mhlw.go.jp/stf/newpage_14459.html〕(2022年3月12日閲覧)

5) 日本循環器学会/日本心臓リハビリテーション学会:2021年改訂版 心血管疾患におけるリハビリテーションに関するガイドライン,〔https://www.j-circ.or.jp/cms/wp-content/uploads/2021/03/JCS2021_Makita.pdf〕(2022年3月12日閲覧)

6) Piepoli MF, et al:Exercise training in heart failure:from theory to practice. A consensus document of the Heart Failure Association and the European Association for Cardiovascular Prevention and Rehabilitation. *Eur J Heart Fail*, 13(4):347-357, 2011.

7) Fletcher GF, et al:Exercise standards for testing and training:a scientific statement from the American Heart Association. *Circulation*, 128(8):873-934, 2013.
Summary アメリカ心臓協会の運動療法と運動負荷試験についてのステートメント.全世界の運動療法のバイブルの位置づけ.

8) Piepoli MF, et al:2016 European Guidelines on cardiovascular disease prevention in clinical practice:The Sixth Joint Task Force of the European Society of Cardiology and Other Societies on Cardiovascular Disease Prevention in Clinical Practice(constituted by representatives of 10 societies and by invited experts)Developed with the special contribution of the European Association for Cardiovascular Prevention & Rehabilitation(EACPR). *Eur Heart J*, 37(29):2315-2381, 2016.

Summary 年齢，性別，喫煙，収縮期血圧，総コレステロールなどの危険因子に基づく致命的な心血管疾患の10年リスクのスコアチャートなど，貴重な指標が示されている．

9）Goto Y：Current state of cardiac rehabilitation in Japan. *Prog Cardiovasc Dis*, **56**(5)：557-562, 2014.

10）Kamiya K, et al：Nationwide Survey of Multidisciplinary Care and Cardiac Rehabilitation for Patients With Heart Failure in Japan—An Analysis of the AMED-CHF Study. *Circ J*, **83**(7)：1546-1552, 2019.

11）Conraads VM, et al：Adherence of heart failure patients to exercise：barriers and possible solutions：a position statement of the Study Group on Exercise Training in Heart Failure of the Heart Failure Association of the European Society of Cardiology. *Eur J Heart Fail*, **14**(5)：451-458, 2012.

12）楠木沙織ほか：退院後に心臓リハビリテーションに不参加となる急性心筋梗塞症患者における主観的妨げ要因の検討. 冠疾患誌, **14**：206-210, 2008.

13）野村章洋：AIを用いたウェアラブルデバイス情報の解析. *Heart View*, **25**(11)：1076-1080, 2021.

14）中里祐二：心臓植込み型電気デバイスの進歩（Historical Overview of Cardiac Implantable Electrical Devices）. 順天堂醫事雑誌, **66**(4)：327-336, 2020.

15）Diagram BV：EU-CaRE,〔https://diagramresearch.com/trials/eu-care/〕

16）Dinesen B, et al："Future Patient" Telerehabilitation for Patients With Heart Failure：Protocol for a Randomized Controlled Trial. *JMIR Res Protoc*, **8**：e14517, 2019.

17）Piotrowicz E, et al：Home-based telemonitored Nordic walking training is well accepted, safe, effective and has high adherence among heart failure patients, including those with cardiovascular implantable electronic devices：a randomised controlled study. *Eur J Prev Cardiol*, **22**(11)：1368-1377, 2015.
Summary 心不全患者を対象に，在宅遠隔監視ノルディックウォーキングトレーニングの安全性，有効性および受容性についてランダム化比較対象試験で検討した研究．

18）Thomas RJ, et al：Home-Based Cardiac Rehabilitation：A Scientific Statement From the American Association of Cardiovascular and Pulmonary Rehabilitation, the American Heart Association, and the American College of Cardiology. *J Am Coll Cardiol*, **74**(1)：133-153, 2019.
Summary 米国での在宅心臓リハビリテーションに必要なコアコンポーネント，有効性，長所，限界，エビデンスギャップなどが，ステートメントとしてまとめられている．

19）谷口達典：ヘルステックとリハビリテーション医療 遠隔心臓リハビリテーション. *J Clin Rehabil*, **30**(11)：1173-1178, 2021.

20）高橋哲也ほか：デジタルヘルスと理学療法. 理学療法ジャーナル, **55**(11)：1228-1236, 2021.
Summary 理学療法分野における遠隔運動指導，自動姿勢解析，運動療法メニューの提供など新しい技術やサービスについて解説している．

21）Frederix I：ESC e-Cardiology Working Group Position Paper：Overcoming challenges in digital health implementation in cardiovascular medicine. *Eur J Prev Cardiol*, **26**(11)：1166-1177, 2019.
Summary 様々な心血管疾患の現在存在するデジタルヘルスアプリケーションの概要を説明している．

MB Med Reha No.278：8-13, 2022

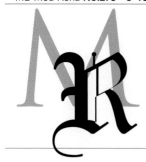

特集／リハビリテーション診療に使える ICT 活用術
―これからリハビリテーション診療はこう変わる！―

脳とコミュニケーションするテクノロジー

牛場潤一*

Abstract 脳卒中片麻痺は患者の日常生活動作を著しく毀損し，日々の生活の質を下げる要因となっている．上肢機能(特に手指)についてはアプローチが難しく，重度症例に対しては機能回復を諦める傾向にあったが，近年になって脳と機械を接続して機能連動させる技術である「ブレイン・マシン・インターフェース(以下，BMI)」が登場し，脳内に残存する機能代償経路の動員を誘導することが可能になった．これまでの臨床研究を通じて，傷害半球における運動関連脳領域の再賦活が確認されたほか，随意筋電図の発現や臨床的意義のある機能改善効果が報告されるなど，一定のエビデンスが集積されている．世界では複数のランダム化比較試験が実施され，これらのメタアナリシスも複数報告されている．昨年，6年ぶりに改訂された脳卒中治療ガイドライン 2021 においても BMI の有効性が初収載された．今後，BMI の着実な臨床実装が期待される．

Key words ブレイン・マシン・インターフェース(Brain-Machine Interface)，脳波(electroencephalogram)，ロボット(robot)，脳卒中片麻痺(post-stroke hemiplegia)，神経可塑性(neuroplasticity)

本稿は，著者が過去に発表した文献1〜3をもとに，一部の内容を改めて作成した．

脳卒中と私たちの暮らし[1]

脳卒中は世界四大疾病の1つで，25歳以上の4人に1人が発症する身近な病気である．世界の患者数は2,570万人(年間発症者数1,370万人)，日本では患者数が112万人(年間発症者数29万人)とされている．脳卒中の後遺症として，片麻痺，認知障害，てんかんなどがあり，生活と職場への復帰が長年にわたって阻害される．

継続的な医療・介護に依存しないで自立した生活ができる生存期間を健康寿命とすると，そこから生物学的な寿命を迎えるまでに，男女とも約10年の開きがあるといわれている．我が国の介護保険制度における要介護の成因2位が脳卒中であることからもわかる通り，この「10年の開き」に脳卒中が大きく貢献してしまっている．脳卒中は患者本人のみならず，家族や国民皆保険を支える納税者にも重い負担をかけている．

脳卒中のあとの上肢機能

生活習慣病を起因とした脳血管障害(梗塞や出血)の好発部位は，中大脳動脈である．中大脳動脈の主な栄養先である基底核や大脳皮質前頭頭頂側頭部には，体性感覚や身体運動を司る脳領域が含まれていることから，脳卒中後には片麻痺(傷害半球とは反対側の半身に生じる感覚運動障害のこと)を呈することが多い．傷害された脳組織は再生不良のため，機能回復には神経回路を組み替えて機能代償野を脳内に形成する必要があるものの，脳卒中発症後6か月を過ぎると神経可塑性は低下し，症状固定の状態に至るのが現状である．

脳卒中後の上肢機能について注目すると，片手

* Junichi USHIBA，〒 223-8522 神奈川県横浜市港北区日吉 3-14-1 慶應義塾大学理工学部生命情報学科，教授／研究成果活用企業株式会社 LIFESCAPES，代表取締役 CEO

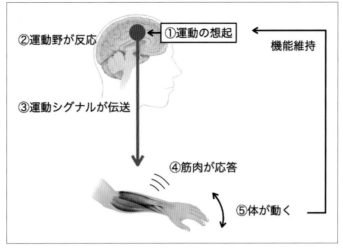

図 1. 人が体を動かす仕組み
運動を想起すると(①)，大脳皮質にある運動野と呼ばれる部位
が反応し(②)，生成された運動シグナルが筋肉に伝送される
(③)．これによって筋肉が応答し(④)，体が動く(⑤)．感覚情
報は脳にフィードバックされ，機能維持に貢献する．

が使えなくなることでセルフケアの遂行(例えば
食事，整容，清拭，更衣，トイレ動作)に困難をき
たすほか，労働や社会活動(例えばカバン収納動
作，書類整理や書字動作，計算機のキーボードや
マウスの操作，工具の操作，自動車運転，電車や
バスの手すり保持)に支障が出て，日常生活活動
や社会活動の維持が困難になる．

　脳卒中後の上肢機能を回復させるために行われ
るリハビリテーションには，麻痺側上肢の使用を
矯正する訓練などの，特定動作の反復を含む機能
訓練，ロボットを用いた運動訓練，神経筋電気刺
激の適用，視覚刺激や運動イメージの想起を利用
した訓練などが行われている．しかしこれらの治
療方法は，有効性が上肢到達運動に限定されてい
るほか，そのほとんどが中等度～軽度の麻痺を適
応としている．手指のハンドグリップ機能につい
て調べたメタアナリシス[4]では，前記介入法を含
む全8つの治療のいずれも，アウトカムの標準化
平均誤差(standardized mean difference：以下，
SMD)に伝統的リハビリテーション訓練からの優
越性を認めていない．

ブレイン・マシン・インターフェースによる
機能回復[2]

　こうした現状を打破するための1つのアプロー
チが，本稿のタイトルにもある「脳とコミュニ
ケーションするテクノロジー」，すなわちブレイ
ン・マシン・インターフェース(Brain-Machine
Interface：以下，BMI)である．脳波電極を患者
の頭部にとりつけて脳活動を読み出し，AIに分
析させる技術のことを指す．人が運動を想起する
と，大脳の中の運動野と呼ばれる部位が応答して
運動シグナルがつくり出される．これが筋肉に伝
送されると，筋肉は収縮を始めて体が動く．筋肉
が収縮したり体が動いたりしたときに，体の中の
様々な感覚神経が活動し，体が動いたという情報
が脳にフィードバックされる．このフィードバッ
ク信号が，一連の運動生成のプロセスの機能維持
に役立っている(**図1**)．脳卒中になると，運動野
から筋肉に至る神経路が損傷し，運動シグナルが
十分に伝送されなくなるため，麻痺が生じる．こ
のとき脳は，損傷を免れた代償経路の利用を探索
するものの，十分にこれを獲得することができな
い．ここでBMIを利用して，運動訓練中の脳の中
の代償経路のシグナルをキャッチすることを考え
る．BMIによって代償経路が十分に活動したと判
定された場合に，電気刺激とロボットを使って，
筋肉の応答と体の動きをアシストすれば，筋肉が
応答し，体が動き，これによって生じた運動感覚
が脳にフィードバックされることになる．BMIに

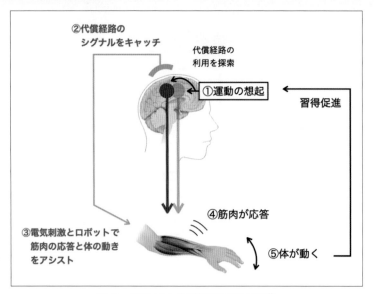

図 2. BMI による脳機能回復の誘導

運動を想起したときに(①)，BMI を使って脳内の機能代償経路のシグナルをキャッチする(②)．もし代償経路の活動が十分であれば，麻痺筋に電機刺激を与え，外骨格ロボットによって体の動きをアシストする(③)．これらの BMI 動作によって，筋肉が応答し(④)，体が動く(⑤)．感覚情報は脳にフィードバックされ，代償経路を利用した運動生成の習得が促される．

よるこのようなアシストを繰り返すことで，脳は「代償経路を利用して運動する」という方法を徐々に習得していくことができる(**図2**)．このように，脳と機械を連携連動させる仕組みをつくり，脳情報(information)を機械とやりとり(communication)する技術(technology)，すなわち ICT として具現化したものが BMI である．我々が開発している BMI は，実際のリハビリテーション臨床でも使いやすいように，ウェアラブル，かつ無線の脳波計，装具の形をした電気刺激併用型ロボット，ノート型パソコンによって構成されている(**図3**)．

脳の中で起きていること

患者は「運動発現のための最適な脳活動パターンの生成方法」を，最初から明示的に理解しているわけではない．したがって，神経興奮性の状態依存的なフィードバックが与えられたからといって，どのような形で運動意図の仕方を変えていけば良いかわかるわけでもない．しかし，神経科学における重要な定理の1つに「強化学習」というフレームワークがあり，これが BMI の可塑性誘導作

用を生み出していると考えられる．強化学習とは，探索的，試行錯誤的に行われている神経事象に対して，望ましい結果が得られたときにだけ，選択的に正の強化因子をフィードバックするものであり，脳の場合は，報酬系と呼ばれる脳領域群におけるドーパミンニューロンなどがこうした機構を形成しているとされている．BMI を使った運動訓練では，患者が探索的，試行錯誤的に運動意図を繰り返しながら，BMI が動作する条件を見出していく過程を含んでいるので，このような強化学習が脳内で駆動しているといわれている．

神経科学におけるもう1つの重要な定理に「タイミング依存的可塑性」というフレームワークがある．これもまた，BMI の可塑性誘導作用を生み出している要因の1つだと考えられている．タイミング依存的可塑性とは，シナプス前ニューロンの発火に対して短時間経過後にシナプス後ニューロンが発火する「共起事象」が発生したとき，これを検知した細胞内シグナル伝達が活性化して，シナプス肥厚，神経伝達物質の産生促進，受容体の増加などが進み，シナプス伝達効率が高まる現象

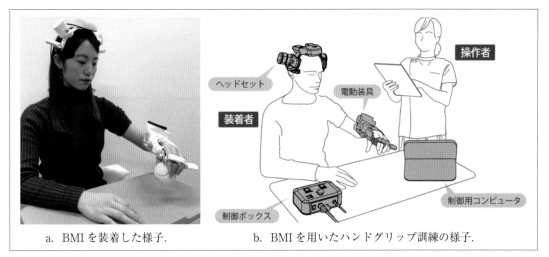

a. BMIを装着した様子.　　　　b. BMIを用いたハンドグリップ訓練の様子.

図 3. BMI を用いたリハビリテーション

のことである．BMI を使った運動訓練では，麻痺
手の運動機能回復に寄与する脳部位が患者本人の
運動意図に応答して興奮した場合に，麻痺手から
体性感覚神経活動が帰還する．このことが，大脳
皮質における体性感覚野と運動野機能代償領域の
間の機能結合を高め，身体運動の生成を助ける働
きがあるとされている．

頭皮脳波で運動野の興奮性を読み出す

BMI による神経可塑性誘導作用を保証する 1 番
のポイントは，標的脳領域における神経興奮性を
いかに選択的に読み出せるかという点にある．脳
卒中片麻痺の機能回復を誘導する BMI の多くは
頭皮脳波を用いているが，頭皮脳波は頭蓋骨など
の不良導電体による影響で信号減衰することが知
られているため，信号検波の品質に懸念を抱く向
きも多い．しかし，BMI が治療標的とする体性感
覚運動野では，安静時において，皮質基底核ルー
プの再帰構造により数百万オーダーの神経細胞の
膜電位が同期的，律動的に変動することが知られ
ており[5]，これにより大きな電流双極子が形成さ
れることから，頭皮脳波上でも必要十分な品質で
神経興奮性を特定することができる．

体性感覚運動野から生成されるこの特徴的な安
静時律動は一般に，"ミュー律動"あるいは"感覚
運動リズム（sensorimotor rhythm：以下，SMR）"
と呼ばれている．SMR の信号源については，ラッ
ト[6]やサル[7]を用いた基礎的検討，てんかん患者の

脳表に直接留置した硬膜電極からの記録[8]，頭皮
脳波と機能的機能イメージングの併用分析[9]，頭
皮脳波変化と経頭蓋磁気刺激法を組み合わせた電
気生理学的検証[10]，経頭蓋直流電流刺激による
ニューロモジュレーション後の頭皮脳波変化の観
察[11]など，多面的な検証結果が集積済みであり，
SMR は体性感覚運動野の興奮性を表す医学生理
学グレードの脳指標（間接的モニタリングマー
カー）であるといえる．

有効性に関するエビデンス

脳卒中片麻痺上肢に対する BMI 訓練有効性に
関して，複数の症例集積研究，およびランダム化
比較試験（RCT）が発表され，これらを定性的に統
合した系統的レビューが 2 件，定量的に統合した
メタアナリシスが 3 件，報告されている．Nojima
ら（2022）は，RCT 12 件，症例集積 4 件を統合し
たメタアナリシスにおいて（全 382 症例），上肢機
能改善効果に中等度の効果量が認められたことを
報告している（SMD＝0.48，95％CI：0.16～
0.80）[12]．Bai ら（2020）が実施した RCT 12 件のメ
タアナリシスでは（全患者数 313 症例），脳卒中の
機能障害の総合的評価法である Fugl-Meyer
assessment（FMA）において中等度の効果量が認
められ（SMD＝0.42，95％CI：0.18～0.66），
PEDro スコア 6 以上の質の高い研究に限ると，
SMD はやや上昇することが報告されている
（SMD＝0.62，95％CI：0.33～0.90）[13]．Cervera

ら(2018)が実施した RCT 9 件のメタアナリシスでも(全患者数 235 症例)，FMA において，臨床的意義のある最小効果量 5.25 以上の改善が介入群 6 群，対照群 3 群で認められ，SMD は 0.79(95%CI：0.37〜1.20)と，中等度〜大の効果量であることが示されている[14]．こうしたエビデンスの集積を踏まえ，6 年ぶりの改訂が完了した「脳卒中治療ガイドライン 2021」(日本脳卒中学会(編))において，亜急性以降の上肢機能障害の項に BMI の有効性が初収載されるに至った．BMI の臨床実装がいよいよ期待されるところである．

今後の課題

BMI による上肢運動機能改善が，患者の生活の質(quality of life；QOL)をどこまで高めるかについては，今後，BMI が臨床で広く利用されていく中で明らかになってくるだろう．仮に BMI 装置の市場価格が 500 万円とすると，中央社会保険医療協議会が示している費用対効果評価(incremental cost-effectiveness ratio；ICER)が「優れている」と判断されるためには，BMI 治療により 1 QALY(quality adjusted life years：質調整生存率)以上の改善を見込む必要がある．こうした定量的推計を踏まえながら，保険償還の検討が行われ，適正な医療経済的枠組みの中で BMI リハビリテーションが日々の臨床の中に組み込まれていくことを期待している．

本特集の ICT という観点からは，BMI によって取得できる生体シグナルの利活用という点が挙げられる．訓練中に得られる脳波，筋肉の応答，体の動きは BMI を通じてデジタル化することが可能であり，これを ICT で収集してビッグデータ化することに大きな価値がある．訓練によって回復が期待できる脳の状態なのか(予後予測，適応判定)，BMI 訓練の効果は脳に表れているのか(治療管理)，BMI を卒業して次の治療に移行しても良い状態になったのか(意思決定支援)など，脳情報の利用価値はまだ十分にある．また，医療機関での治療を終えて生活期に入り，医療上は症状固定に至ったと判断された方であっても，機能低下予防や麻痺した手の使い方の再学習を求める方は多い．デイケアや在宅で機能訓練やエクササイズに臨むための BMI があっても良いだろう．こうした生活圏での BMI が 1 つの通信端末として利用できれば，かかりつけリハビリテーション医との遠隔コミュニケーションもデータに基づいてきめ細かく行える可能性がある．BMI がリハビリテーションを支える 1 つの ICT 技術として成長していくことが望まれる．

文 献

1) 牛場潤一：ブレイン・マシン・インターフェース．*Clin Neurosci*, **10**：1264-1267, 2021.
2) Ushiba J, Soekadar SR：Brain-machine interfaces for rehabilitation of poststroke hemiplegia. *Prog Brain Res*, **228**：163-183, 2016.
3) 牛場潤一：脳と機械をつなぐ「BMI 技術」とリハビリテーション医療．大阪保険医雑誌, **5**：14-18, 2022.
   Summary BMI による上肢機能回復が医療保険，介護保険に与える影響について考察している．先進医療技術を社会実装するための保険戦略が理解できる．
4) Langhorne P, et al：Motor recovwry after stroke：a systematic review. *Lancet Neurol*, **8**：741-754, 2009.
5) Pfurtscheller G, Lopes da Silva FH：Event-related EEG/MEG synchronization and desynchronization：basic principles. *Clin Neurophysiol*, **110**(11)：1842-1857, 1999.
6) Fransen AMM, et al：Distinct α- and β-band rhythms over rat somatosensory cortex with similar properties as in humans. *J Neurophysiol*, **115**(6)：3030-3044, 2016.
7) Haegens S, et al：α-Oscillations in the monkey sensorimotor network influence discrimination performance by rhythmical inhibition of neuronal spiking. *Proc Natl Acad Sci U S A*, **108**(48)：19377-19382, 2011.
8) Miller KJ, et al：Cortical activity during motor execution, motor imagery, and imagery-based online feedback. *Proc Natl Acad Sci U S A*, **107**(9)：4430-4435, 2010.

9) Tsuchimoto S, et al : Resting-state fluctuations of EEG sensorimotor rhythm reflect BOLD activities in the pericentral areas : a simultaneous EEG-fMRI study. *Front Hum Neurosci*, **11** : 356, 2017.

10) Takemi M, et al : Muscle-selective disinhibition of corticomotor representations using a motor imagery-based brain-computer interface. *Neuroimage*, **183** : 597-605, 2018.

11) Kasashima Y, et al : Modulation of event-related desynchronization during motor imagery with transcranial direct current stimulation (tDCS) in patients with chronic hemiparetic stroke. *Exp Brain Res*, **221**(3) : 263-268, 2012.

12) Nojima I, et al : Brain-Computer Interface Training Based on Brain Activity Can Induce Motor Recovery in Patients With Stroke : A Meta-Analysis. *Neurorehabil Neural Repair*, **36**(2) : 83-96, 2022.

13) Bai Z, et al : Immediate and long-term effects of BCI- based rehabilitation of the upper extremity after stroke : a systematic review and meta-analysis. *J Neuroeng Rehabil*, **17** : 57, 2020.

14) Cervera MA, et al : Brain-computer interfaces for post-stroke motor rehabiliattion : a meta-analysis. *Ann Clin Transl Neurol*, **5**(5) : 651-663, 2018.

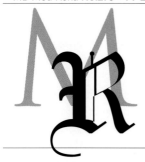

特集／リハビリテーション診療に使える ICT 活用術
—これからリハビリテーション診療はこう変わる！—

Wearable Device を用いた歩行解析の未来

大畑光司*

Abstract　遠隔リハビリテーション（Tele-rehabilitation）などの新しいリハビリテーション医療を推進するためには，付随する様々な技術革新が必要である．特にその効果を高めるためには，単にオンラインでのコミュニケーションを行うだけでなく，より適切な指導を行うための評価手法の確立が重要となると予想される．歩行再建に向けた重要な評価手段である歩行解析もその1つであり，Tele-rehabilitation を考慮した手段の開発が求められる．例えば，現状の歩行解析で多く用いられている光学的歩行解析は，設定や準備の問題のため，臨床場面での使用には不向きであり，Tele-rehabilitation には IMU 式などの新しい手段を用いる必要がある．また，ハードウェアだけでなく，モニタリングすべき特徴量や治療との連動性などについてを考慮した指標の開発が重要となるだろう．

Key words　遠隔リハビリテーション（Tele-rehabilitation），情報通信技術（information and communication technology），歩行解析（gait analysis），慣性センサー（inertia sensor）

はじめに

日進月歩の情報通信技術（information and communication technology；ICT）の発展は，我々の生活を大きく変容させてきた．リハビリテーション医療の領域でも遠隔リハビリテーション（Tele-rehabilitation）として，いくつかの先駆的な取り組みがなされており，ICT の活用はこの領域のあり方を大きく変える可能性を持っている．もし，Tele-rehabilitation の発展が得られれば，リハビリテーション医療の提供機会が増えるだけでなく，在宅などの日常生活環境における様々な課題に対応することができるようになることも予想される．したがって，少子高齢化に伴う人口減少社会に直面する我が国において，重要な課題の1つであるといえる．

しかし，実際に医療や介護の現場において，ICT の活用による恩恵が十分に得られるかどうかについては議論の余地がある．例えば，歩行機能の改善を目的とする運動療法を行うことを想定した場合，遠隔での指導では問題点の把握や行うべき練習内容の伝達などが困難となる場合が想定される．この場合，結果的には Tele-rehabilitation による十分な効果が得られないかもしれない．したがって，今後，ICT を活用するリハビリテーション医療を発展させるためには，それに関連する技術的な進歩が欠かせないと予想する．

特に，日常生活機能に大きく影響する歩行能力の改善を考える場合，歩行の問題点に対する評価，歩行トレーニングの選択，歩行への運動療法の効果の検証などに対する歩行解析の技術的発展は欠かせない．本稿では，まず Tele-rehabilitation の現状とそのエビデンスに対して概観し，その効果に与える歩行解析技術について考察する．

* Koji OHATA, 〒 606-8507　京都府京都市左京区聖護院川原町53　京都大学大学院医学研究科人間健康科学系専攻，講師

特に，歩行改善に求められる歩行解析手法を吟味し，今後求められる歩行解析のあり方についてまとめてみたい．

Tele-rehabilitation の現状とエビデンス

まず，Tele-rehabilitation の定義をまとめてみたい．Brennan ら[1]は，Tele-rehabilitation とは情報通信技術を使用して，遠隔地にいる患者にリハビリテーションサービスを提供すること，と定義している．この場合，遠隔地への情報通信技術は問わず，電話，オンライン会議システム，internet of thing（IoT）など，様々なデバイスによる，患者とセラピスト間の情報伝達を想定している．したがって，Tele-rehabilitation は必ずしも新規技術を前提とするものではなく，電話などの従来的な通信手段を用いる場合も含まれる．

しかし，電話のような通信手段で十分な Tele-rehabilitation としての効果が得られるだろうか．例えば，Bishop ら[2]は脳卒中後の対象者に対して，family intervention：telephone tracking（電話追跡による家族介入：FITT）としての介入効果を検証している．この報告によれば，FITT により介助者の状況を改善し，患者の QOL の改善に役立つと結論づけている．しかし，functional independence measure（FIM）のスコアでは，FITT と通常の方法の間に差は認めておらず，運動機能改善に有効かどうかについては明確ではない．また，Saal ら[3]は脳卒中後の対象者に対する看護師，および理学療法士による家庭訪問や電話でのコンタクトなどを通して介入を行ったときの効果について検討し，12.3％が対面，61％が電話を通して行われたが，通常のケアと比べて身体機能などについて差がなかったと報告している．これらから，脳卒中後の対象者に対する身体機能への効果という点では，電話でのコンタクトだけでは不十分である可能性が高い．

一方，ICT の発展に伴って，パソコンやスマートフォンを通したオンライン訪問（televisit）の効果についても報告が増えてきている．例えば，

Chumbler ら[4]は多面的な脳卒中遠隔リハビリテーション介入（stroke Tele-rehabilitation intervention：STeleR）の運動機能に対する効果を検討している．STeleR は，オンラインによる家庭訪問（記録，練習説明，治療計画策定）や電話による経過観察を含む介入手法であり，3 か月の期間実施された結果，通常のケアと比較して有効であったことが示唆された．しかし，Cramer ら[5]は家庭内のインターネットを介したリハビリテーション治療セッションとして，在宅での Tele-rehabilitation を 6〜8 週間提供した結果，同程度の強度，期間，頻度の対面での治療と比較して，差がなかったとしている．

Tele-rehabilitation の現時点の効果について，いくつかの系統的総説が報告されている．Tchero ら[6]は対象となる 265 論文から選択したメタアナリシスの結果として，通常のリハビリテーションと比較して，日常生活機能やバランスなどの機能的指標には差がなかったとしている．また，他の報告[7]においても日常生活機能，バランス，上肢機能，およびコミュニケーションについて，対面の介入と比較して差がなかったとされる．一方で，Tele-rehabilitation では通常のリハビリテーションと比較してコストが低下するという報告[6]があり，経済的に有効な方法となる可能性が示唆されている．ただし，一方で通常ケア（リハビリテーションなし）との間においても現時点では明確な差がないとされており[7]，正確な結果を得るためには今後のさらなる研究が必要である．

Tele-rehabilitation に求められる歩行解析

1．オンラインモニタリングの重要性

遠隔地にいる医療提供者が適切な Tele-rehabilitation で指導を行うために重要な要素として，オンラインでのモニタリングが挙げられる．例えば，Chen ら[8]は筋電誘導型の筋電気刺激（ETNS）を用いて，遠隔でデータをモニターしながら治療した場合と対面で同様に行った場合で，12 週間の治療効果に差がなかったことを報告している．こ

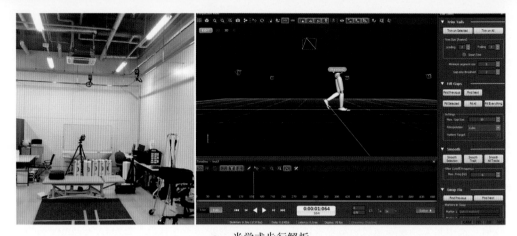

a．光学式歩行解析
赤外線などの光学的手法により，反射マーカの位置座標を算出し，運動を計測する．

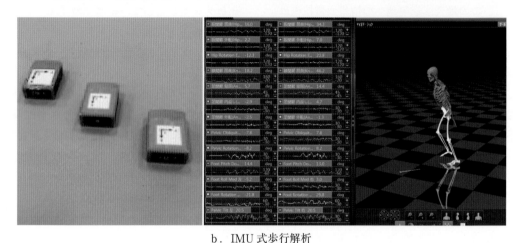

b．IMU 式歩行解析
慣性センサー（加速度やジャイロセンサー）や地磁気を組み合わせて，各センサーの運動情報を計測する．
図 1．種々の歩行解析技術

のことは遠隔であっても，適切なモニタリングが行えれば対面と同様の効果が得られる可能性を示唆している．指導時に現在の対象者の状況を適切にモニタリングしてフィードバックすることは，指導効果に影響する重要な要素である．

特に，日常生活機能に影響を与える歩行運動への指導は現状の歩行の様子を正確に評価して行うことが求められる．オンラインであっても適切に歩行状態をモニタリングし，その運動の問題点を把握することは治療選択や練習内容の選定のために欠かすことのできない過程であるといえる．

2．現状の歩行解析技術

現在，歩行分析を行うためのハードウェアとして，種々の3次元歩行解析機器（3 dimensional gait analysis；以下，3DGA）が存在する．3DGA はリ

ハビリテーション医学領域や体育学，工学的領域で用いられており，その際に用いられる歩行解析システムとしては，複数の赤外線やビデオ画像などを用いた光学的歩行解析と慣性センサーやジャイロセンサーを用いた IMU（Measurement Unit）式歩行解析などがある（**図 1**）．

光学的な歩行解析機器は身体に反射マーカを貼付し，その3次元上での位置座標を計測する技術である．したがって，多数の反射マーカの準備とそれを検出するための多数のカメラの設定が求められる．位置座標の検出に優れるが，カメラの設定数やその位置によって撮像範囲も制限される．その意味でこの技術を Tele-rehabilitation に応用して，オンラインで歩行をモニタリングすることは難しい．

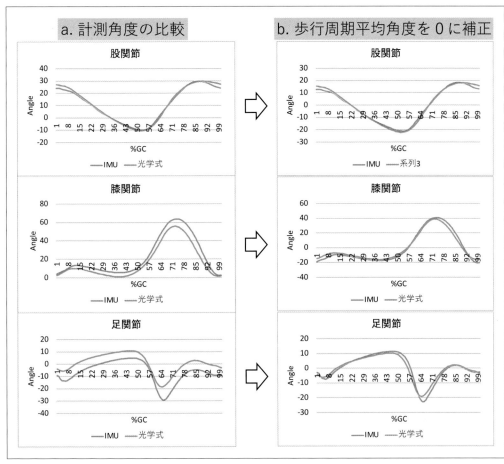

図 2. 光学的歩行解析（Vicon Motion Systems 社製 Vicon Motion System）と
IMU 式歩行解析（Noraxon 社製 myoMOTION）における関節角度波形の比較

一方，慣性センサーを利用する IMU 式歩行解析は，センサー数は光学的歩行解析と比較して少数で済み，センサーとの通信環境が安定していれば計測範囲は比較的広く保つことができる．したがって，この技術は Tele-rehabilitation で想定されるオンラインでのモニタリング手段として使用できる可能性がある．しかし一方で，光学的歩行解析と比較して位置座標の精度は低くなる特徴がある．

3．光学的歩行解析と IMU 式歩行解析の関節角度比較

光学的歩行解析と IMU 式歩行解析におけるデータの特徴を明確にするために，我々は健常者10名（男性 5 名，女性 5 名，年齢 27.2±7.8 歳）を対象として両解析方法の比較を行った．被験者にトレッドミル上で時速 4 km の歩行を行わせ，光学的歩行解析（Vicon Motion Systems 社製 Vicon Motion System）と IMU 式歩行解析（Noraxon 社製 myoMOTION）で同時に測定し，得られたデータから安定した 5～10 歩行周期を抽出し，その平均波形を比較した．

図 2 は，光学的歩行解析と IMU 式歩行解析における関節角度波形の比較を示している．**図 2-a** のように，特に膝関節，足関節において計測した最大角度，最小角度の値で，両解析手法の間に差が生じていた．しかし，両解析手法の歩行周期中の平均角度を 0 に補正し，同様に最大最小角度を比較した場合には，両者の差はほとんどなくなった（**図 2-b**）．また，それぞれの被験者ごとの光学式と IMU 式の最大膝屈曲角度，最大足背屈角度の値は平均角度を 0 に補正したときに，y＝x のライン（光学式と IMU 式のデータが等しい）に近づ

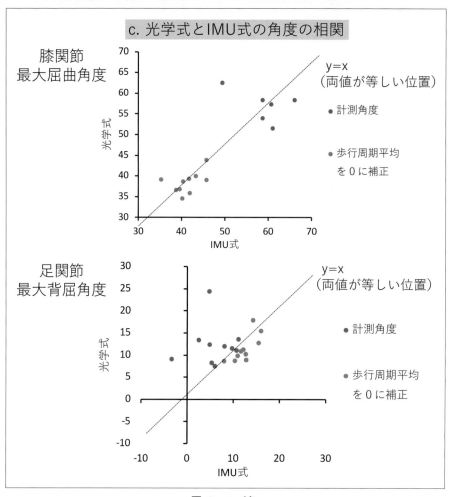

図 2. つづき

いた(**図 2-c**).

　以上の結果は，光学的歩行解析データを真値とした場合，IMU 式歩行解析における絶対位置や角度(実際の身体位置や関節角度)は誤差が生じやすいことを示している．これはキャリブレーションの状況の影響を受けたものと考えられる．Tele-rehabilitation で使用することを考えると，正確なキャリブレーションを行うことは難しいことから，歩行解析における絶対位置や角度を評価指標に用いるのは避ける必要があることがわかる．しかし，一方で，基準点からの相対的な角度やその変化幅などにおいては安定した値となることが示唆された．したがって，これらの値を用いた評価については一定の信頼性を有する可能性が高い．Tele-rehabilitation におけるオンラインの歩行のモニタリングには，IMU 式のような技術の革新が

不可欠である．したがって，その活用の注意点について明確にすることが重要であると考える．

4．歩行解析の特徴量

　前項で IMU 式の絶対位置や角度の安定性の問題について述べたが，一般に歩行解析ではこのような関節角度を評価指標として用いることが多く，IMU 式歩行解析のような解析手法を用いて治療結果を吟味する際には注意が必要となる．したがって，関節角度の運動範囲のような，IMU 式で正確な測定が可能なパラメーターを対象に評価することが求められる．

　このようなパラメーターを模索するため，我々は歩行評価の特徴量として，歩行の平面則に基づいた指標の検討を行っている(**図3**)．大腿，下腿，および足部における実空間の鉛直線に対する仰角は，歩行中に平面を形成することが知られている[9]．

図 3.
歩行の平面則と特徴量
個々の関節角度の絶対値を求めるのでなく，鉛直線に
対する各体節の相対角度（仰角）を求める場合(a)，その
3次元プロットは平面内に収束する（歩行の平面則：b）.
平面内での軌跡の描くループの大きさは, limb orienta-
tion（歩行中の下肢全体の鉛直線となす角度）と limb
length（歩行中の下肢長）に対応するため，歩行の運動
状態を表現できる(c).

この平面の法線ベクトルは主成分分析の第3主成
分で表され，平面上を動く軌跡は gait loop と呼ば
れる. この平面の軸を回転すると，平面上を動く
gait loop の値は limb orientation（下肢全体の垂直
線となす角度）と limb length（下肢全体の長さ）と
近似するとされる[10]. Limb orientation と limb
length は limb kinematics と呼ばれ，通常の関節
角度より，機能的な歩行能力との関連が強いこと
が報告されていることから[11]，平面上の gait loop
の評価は歩行の機能的側面を表すと推察される.
実際に, **図 3-c** は脳卒中者の歩行時の gait loop を
示しているが，麻痺側で非麻痺側と比較して小さ
くなっており，limb kinematics の違いが反映され
ていると考えられる.
　これらのデータは，実空間上の鉛直線に対する
相対角度のみを使用して算出できるため，IMU 式
のような測定方法で十分に計測可能である. この
ように評価デバイスのハードウェアの進歩だけで
なく，ソフトウェアとしての臨床的に新たな指標
を開発することも Tele-rehabilitation を実現する
うえで重要な取り組みとなるだろう.

まとめ

　Tele-rehabilitation の発展も含めて，今後変化
していく歩行解析の将来像について考察した. 本
稿で紹介した歩行解析技術以外にも，近年, AI 技
術を用いたビデオ式歩行分析や衣服に装着した動
作解析技術など，様々な技術開発が行われてい
る. ハードウェア技術の進歩だけでなく，各解析
機器の利点と欠点を把握し，その強みに見合った

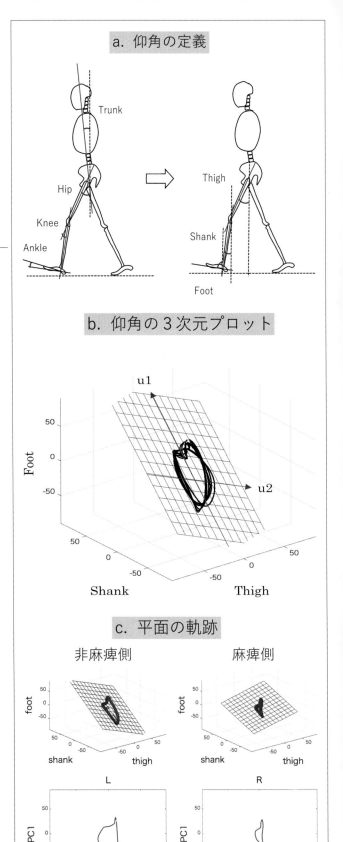

評価手法を確立し，さらに治療手段との融合を目指すことで，歩行解析は単に評価技術としてではなく，効果的な治療技術体系を形成することができる可能性があると考える．

文　献

1）Brennan DM, et al：Telerehabilitation：enabling the remote delivery of healthcare, rehabilitation, and self management. *Stud Health Technol Inform*, **145**：231-248, 2009.

2）Bishop D, et al：Family Intervention：Telephone Tracking(FITT)：a pilot stroke outcome study. *Top Stroke Rehabil*, **21**(1)：S63-S74, 2014.

3）Saal S, et al：Effect of a stroke support service in Germany：a randomized trial. *Top Stroke Rehabil*, **22**(6)：429-436, 2015.

4）Chumbler NR, et al：Effects of telerehabilitation on physical function and disability for stroke patients：a randomized, controlled trial. *Stroke*, **43**(8)：2168-2174, 2012.

5）Cramer SC, et al：National Institutes of Health StrokeNet Telerehab Investigators. Efficacy of Home-Based Telerehabilitation vs In-Clinic Therapy for Adults After Stroke：A Randomized Clinical Trial. *JAMA Neurol*, **76**(9)：1079-1087, 2019.

6）Tchero H, et al：Telerehabilitation for Stroke Survivors：Systematic Review and Meta-Analysis. *J Med Internet Res*, **20**(10)：e10867, 2018.

7）Laver KE, et al：Telerehabilitation services for stroke. *Cochrane Database Syst Rev*, **1**(1)：CD 010255, 2020.

8）Chen J, et al：Effects of Home-based Telesupervising Rehabilitation on Physical Function for Stroke Survivors with Hemiplegia：A Randomized Controlled Trial. *Am J Phys Med Rehabil*, **96**(3)：152-160, 2017.

9）Borghese NA, et al：Kinematic determinants of human locomotion. *J Physiol*, **494**(Pt 3)：863-879, 1996.

10）Ivanenko YP, et al：Modular control of limb movements during human locomotion. *J Neurosci*, **27**(41)：11149-11161, 2007.
　　Summary　歩行の平面則における主成分パラメータと Limb kinematics の関係を示した報告．

11）Shin SY, et al：Does kinematic gait quality improve with functional gait recovery? A longitudinal pilot study on early post-stroke individuals. *J Biomech*, **105**：109761, 2020.

MB Med Reha No.278：21-27, 2022

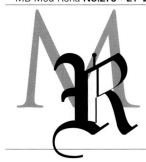

特集／リハビリテーション診療に使える ICT 活用術
―これからリハビリテーション診療はこう変わる！―

Virtual Reality(VR)を用いた上肢リハビリテーション

阿瀬寛幸*1　補永　薫*2　谷　真美*3　藤原俊之*4

Abstract　脳卒中患者に対するバーチャルリアリティ(VR)を用いた上肢機能のリハビリテーションは，麻痺手の使用頻度改善による効果が一部認められている一方，十分なエビデンスはまだ得られていない．しかし，生活期における VR の活用は，道具の使用を伴わずに麻痺手を動かす機会を多く創出し，日常生活動作における手の使用のきっかけをつくることができる．VR を用いた上肢リハビリテーションは，量依存性の原則を担保し，課題特異的練習のきっかけとなり，より効率的に機能改善をはかることができる可能性を含んでいる．本稿では，VR の利点を活かし，生活期の外来リハビリテーションにおいて麻痺手の運動機会を増やすことを支援し，仮想現実での使用から，現実世界での生活動作での麻痺手使用を支援した当院での実践を紹介する．今後は，VR を用いた上肢リハビリテーションの普及とエビデンス構築により，ICT を用いた，費用対効果の高い活用が期待される．

Key words　バーチャルリアリティ(virtual reality)，脳卒中(stroke)，上肢機能(upper extremity function)，外来リハビリテーション(outpatient rehabilitation)

VR 上肢リハビリテーションの特徴

バーチャルリアリティ(virtual reality；VR)は，仮想現実ともいわれ，コンピュータによる現実世界のモデルを生成し，コンピュータインターフェースを通じて，そのモデルをほぼリアルに体験する手段を提供するものである[1]．VR を用いたリハビリテーション(VR リハビリテーション)においては，機能障害によって環境に適応しにくくなった肢や体幹をわずかに動かすことで，あたかも自身が色々な場面を操作しているような体験を可能にする．また，実際には起こり得ない状況を容易につくり出し，体験することも可能であり，視覚的・聴覚的刺激により，アトラクティブな経験を得ることができる．現在，これらの特徴を活かして，様々な機器が実用化されている．

VR の特徴をわかりやすくするために，ここではロボットを用いた上肢リハビリテーション(ロボットリハビリテーション)と比較し，表1に示してみる．大きな違いとして，ロボットリハビリテーションはエンドエフェクタ型や外骨格型などによる動力を用いた装置を使用することにより，運動の大きさや速度，方向などをアシストする[2]．したがって，自身の動力では体験できない範囲や速さの運動を体験できる一方，装置は大きく，外力が加わるため，専門家による調整とモニタリングが必要となる．それと比較して，VR リハビリテーションは一切の動力源を持たず，使用者の動

*1 Hiroyuki ASE，〒 113-8431 東京都文京区本郷 3-1-3　順天堂大学医学部附属順天堂医院リハビリテーション室，主任／順天堂大学大学院医学研究科リハビリテーション医学，博士課程
*2 Kaoru HONAGA，順天堂大学大学院医学研究科リハビリテーション医学，准教授
*3 Mami TANI，同，助手
*4 Toshiyuki FUJIWARA，同，教授

表 1. 上肢機能におけるロボットリハビリテーションと
VR リハビリテーションの比較

	ロボットリハビリテーション	VR リハビリテーション
装置の特徴	外骨格型,末梢効果型ともに,動力源があり,外力により患者の腕や手指を動かす.	動力源はなく,患者の動きをトリガーとして,視覚や聴覚を中心としたフィードバックを行う.
対象者	随意性を認めなくとも,実施が可能.関節運動に伴う痛みなどがないことが必要.	対象となる部位をある程度自身で動かせる必要がある(おおよそ MMT 2 以上).
メリット	自身で動かすことのできない部位を正確に繰り返し動かす経験をすることが可能. 筋電など生体信号をトリガーとすることで,アシスト運動の反復が容易に行える.	わずかな動きや実際の道具操作を伴わずとも装置で調整してフィードバックすることで成功体験として体感することができる. 装置は小さく,外力がないため,患者自身で容易に使用しやすい.
デメリット	装置が大きく,セッティングや操作に専門家の準備やつき添いが必要であることが多い.	随意性を伴わない部位については使用できない.

MMT;manual muscle test

きを検知して,視覚や聴覚を中心としたフィードバックにより,非侵襲的に運動機能や運動制御を改善するための動作を練習することができる[3].VR リハビリテーションは,動力源を用いないため,装置は小さく,場所を選ばずに使用できる.また,外力が加わらないため,安全に単独で使用できるものも多い.よって,簡便に使用できる一方,ある程度随意性が求められ,適応者は,自身で対象となる身体部位をある程度動かせること,状況やフィードバックの意味を理解できること,などを満たすことが必要になると考えられる.

VR デバイスのタイプには,ヘッドマウントディスプレイなどを装着する没入型と,ディスプレイなど一部の空間にのみ映し出される非没入型がある.没入型は,頭位を変換することにより,情景もそれに合わせて変化するため,より広い世界を体感することができ,主にリーチ動作などの上肢機能と視知覚を組み合わせた練習が行いやすくなる.一方,現実世界における周囲の視覚的安全確認が困難なため,監視者が必要となる.また,現実世界との微妙な視知覚のずれから,「VR 酔い」が問題とされていたが,近年のシステムでは解消されているものが多い.非没入型は,つき添い者と使用者が同じ画面を供覧できるため,情報の共有がより行いやすい.また,没入感は得られにくいものの,簡便に行えるため,上肢の VR リハビリテーションでは在宅でのホームプログラム

にも導入しやすい.これら機器の方式については,使用する用途に合わせて選択することが良い.

VR 上肢リハビリテーションの効果

コクランレビュー[4]では,脳卒中リハビリテーションのための VR について,従来の治療と比較して,統計的に有意な差を認めなかったと報告されている.VR を用いた研究は,大規模な研究が行われにくく,比較群や条件が統一されていないことも要因の 1 つとされている.一方,通常のケアに加えて VR を用いた高頻度の介入を行うことで,統計的に有意な差を認めたとされている.現在のところ VR は,麻痺手の使用量を増やすことにより,機能改善を認めることが知られている.これは,脳卒中による上肢機能や日常生活動作のリハビリテーションのポイントの 1 つである量依存性(dose dependent)の原則[5]に則っており,この点に注目して話を進めていきたい.

VR 等のコンテンツ制作技術活用ガイドライン[6]では,「体験をするターゲットや目的によってコンテンツは作成される」と述べられており,VR での体験は,常に現実世界と同じリアリティに満ちた現象が必要だというわけではない.生活期における脳卒中患者の上肢機能改善に向けた外来でのホームプログラムは,麻痺手使用量の改善が求められる.よって,これに用いる VR システムは,「簡単で,楽しくて,長続きする」ことが重要であ

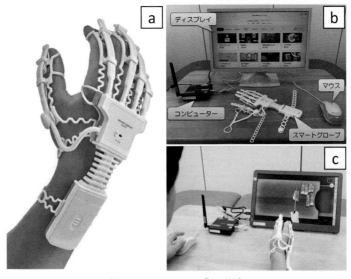

図 1. Smart Glove® の紹介
a：ジャイロセンサーやベンドセンサーなどを搭載したグローブを，樹脂製のベルトで練習したい側の手に装着する.
b：グローブに加え，コンピューターやディスプレイ，マウスなどが必要となる.
c：装着したグローブの動きに合わせて，画面中の課題が視覚的・聴覚的フィードバックにより進行される.

ると考えられる.

従来，脳卒中患者に対する VR を用いた在宅リハビリテーションの効果については，ビデオゲームを用いたものが多く報告されてきた[7]~[9]. 医療機関における入院脳卒中患者に対する日常生活動作場面を取り入れた，VR システムを用いた無作為化比較試験研究では，上肢機能と quality of life（QOL）の改善が報告されている[10]. 同様に，在宅場面での前後比較においても，上肢機能の改善が報告されている[11]. 特に，上肢機能は道具の使用が多く求められるが，機能障害により実際の道具使用が上手くいかない場合も多い. そのような場合も VR を用いると，道具を使用している疑似体験を行うことができる. また，映像や音により，成功や失敗のフィードバックを行う，あるいは点数を提示するなど，繰り返し運動を促す様々な工夫がなされているものが多く，飽きずに運動を繰り返しやすいのも特徴の1つである. これらの点から，VR は生活期において，日常生活内で麻痺側上肢の使用量が増やしにくい状況においても，一定量の運動を行う習慣をつけやすく，効果が認められていると考えられる.

また，脳卒中の上肢リハビリテーションにおいては，VR リハビリテーションによる麻痺手使用量の改善に加え，現実世界への適応として，日常生活動作や手段的日常生活動作への汎化に向けた課題特異的練習[12]がもう1つのキーワードとなる. 筆者らは，VR リハビリテーションで得られた体験を，練習上だけで終えないよう，実際の日常生活場面への汎化を目指し，対話をしながら進めていく. その中では，「できる／できない」だけでなく，VR ホームプログラムで得られた成功体験に基づき，スピードや運動方向，エフォートの強さなど，様々な点から，どの場面でどのように使用するのが良いかを一緒に考えながら進めている.

VR 上肢リハビリテーションの使用方法

当院では，Neofect 社（韓国）の Smart Glove®（SG）を使用しており，本機の使用方法について紹介する. SG は，非没入型の VR システムであり，機器に接続したディスプレイに手の動きと連動した課題が映し出され，映像と音でフィードバックを提示する（**図1**）. 装着するグローブには，ジャイロセンサーと，手指の部分にベンドセン

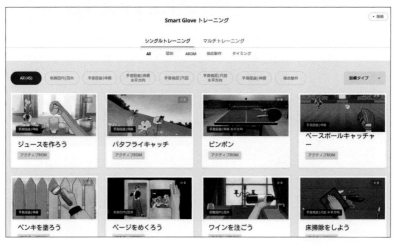

図 2. Smart Glove® トレーニング課題の紹介（一部）

サーなどがあり，前腕の回内外，手関節の掌背屈と撓尺屈，手指の屈伸を検知する．実際に行った運動は，課題の種類や運動時間，実際の可動角度などが機器内に保存され，後からデータを抽出することも可能である．

課題の種類は，運動部位と，運動の種類ごとに構成されており，2022 年 2 月現在，50 種類以上の課題から選択して運動を行うことが可能である．それぞれの課題は，運動部位（前腕回内外，手関節撓尺屈，手関節掌背屈，手指屈曲伸展）と，課題特性（アクティブ ROM，協応動作，タイミング，認知）の組み合わせで構成されている（**図 2**）．アクティブ ROM 課題では，キャリブレーションを行った最大の運動範囲での運動の繰り返しが求められるのに対して，協応動作課題では主に運動範囲の調節が求められ，タイミング課題ではスピードやタイミングが求められる．認知課題では文字通り，計算や記憶などの認知的側面を含んだ課題に対して運動で回答する必要があるデュアルタスクの要素が含まれる．いずれの課題も，成功や失敗，スコアなどが表示されるため，それぞれの目的によって課題を使い分けながら，単調な運動の繰り返しでもモチベーションを維持しやすい．また，VR のメリットである，運動の大きさを容易に調整できることから，実際にはわずかにしか動いていない麻痺手の動きを，大きく動いたようにフィードバックすることが可能である．SG の課題は，ゲーム性を有しているものに加え，ワイン

を注ぐ，ボールをキャッチするなど，日常生活に即した課題も多くある．すべての場面を網羅するには至らないが，現実世界での手の使用を話し合うきっかけとしては十分に用いることができる．

具体的な使用方法としては，① 機器を接続してセットアップする，② 必要な情報を入力する，③ グローブを装着する，④ 運動する部位や運動の特性から行う課題を選択する，⑤ 課題中の運動の範囲をキャリブレーションにより設定する，⑥ 課題を行う，となる．氏名や年齢，障害部位などを保存することで，2 回目以降はすぐに練習を開始することができる．また，グローブは多くの方が自身で装着できる仕様となっており，1 人で装着できない場合は，家族などの支援者でも容易に装着することができる．本機の特徴として，1 つの課題ごとに必ずキャリブレーションを行うため，常に使用者の状況に合わせた運動範囲でプログラムを継続することが可能となる．また，繰り返しの運動により，徐々に可動範囲が得られにくくなってきた場合は，ある程度の範囲であれば，プログラム中でも範囲を調整することができる．

実際に行った課題の運動時間や関節可動範囲などの記録は，機器の中に保存されるため，自宅で行った運動も時間や課題を後から確認することが可能である．後から保存したデータを供覧できることから，自宅での実施の様子を把握し，定期的にアドバイスを行うことが可能となる．

表 2. Smart Glove® 使用経過

	第 1 週	第 2 週	第 3 週	第 4 週
麻痺手の使用状況	指尖つまみを繰り返すことで，母指が開きにくくなってしまう．ものを握りつぶしてしまうことがある．	前腕の回外位が保ちやすくなり，外食の際に，初めてトレーを両手で運ぶことができた．	母指の伸展・外転が行いやすくなり，つまみ動作が自由にできるようになってきた．課題に集中すると単関節の運動や腕の位置を保つことが困難になる．	指尖つまみが繰り返し可能となり，道具も使えるようになった．
VR 使用方法や日常生活での麻痺手使用の提案	テーブルの上に手を置き，手指屈伸，前腕回内外を中心に，単関節のゆっくりとした運動の課題を選定した．各部位を視覚的にフィードバックしながらゆっくりと動かしていくことを提案した．	引き続き，手指伸展，前腕回外を繰り返し確実に行えるよう課題選定を提案した．テーブルの上だけでなく，前腕を空間で保持しながら行ってみることも提案した．	課題中，腕の位置や運動部位を適宜確認しながら一定に保つことで手指の巧緻性が改善しやすいことをお伝えした．ページめくりや硬貨の操作など，物品を用いた実用的な練習の開始を提案した．	日常では爪切り，ボタンのつけ外しでの両手動作などが可能となっており，ゆっくりと確認しながら使用していくことを提案した．

外来での VR 上肢リハビリテーション実践例

ここで，脳卒中生活期における外来での VR 上肢リハビリテーション実践例を 1 例提示する．対象は 50 歳代，男性で，右視床出血による左片麻痺を発症後 1 年 2 か月経過した方である．すでに，入院でのリハビリテーションを終え，現在は就労支援を受けながら，日常での麻痺手の使用改善に取り組まれていた．

開始時の評価は，stroke impairment assessment set（SIAS）運動機能は左上肢近位部 4，上肢遠位 3，感覚は上肢触覚 1，上肢位置覚 2 であった．Fugl-Meyer assessment の上肢スコア（FMA-UE）[13]は 58/66 点，box & block test（BBT）[14]は左手で 26 個，motor activity log（MAL）[15]は，amount of use（AoU）1.08 であった．日常生活での麻痺手の使用は，衣服や歯ブラシを把持するなどの補助手としての使用に留まっていた．目標として，復職を控えており，茶碗の把持，スマートフォンやパソコン操作の改善を希望されていた．

VR ホームプログラムは 4 週間で，1 週間あたり 5 日間，1 日 30 分の SG 使用による運動を実施していただいた．これに加え，週 1 回の通院による医師の診察と外来作業療法において，機器の使用状況，使用中の疑問点などの確認，行いやすくなった点などを聴取しながら，運動のスピードや方向，動かし方などのアドバイスに加え，日常生活の中で実際に使用できそうなポイントを提案し

ていった（表 2）．SG を使用している際は，道具を用いないため，自身の肢や手の運動スピードや各関節姿位の関係，単関節の運動などに焦点を当てやすい．そのため，第 1 週，第 2 週については，視覚的フィードバックを用いながらゆっくりと，単関節の運動を中心に実施することを提案した．経過とともに徐々に腕の保持や前腕の回内外が行いやすくなってきたため，第 3 週，第 4 週は，SG で実現できた動作を，実際の物品を用いて練習していくことから開始し，徐々に日常生活内にて行うことを提案していった．

4 週間のプログラム実施後，FMA-UE 65/66 点，BBT 左手 33 個，MAL AoU 2.30 に改善を認めた（図 3）．これらは，臨床上意味のある最小変化量（minimally clinical important difference；MCID）である FMA-UE 6 点[16]，BBT 5.5 個[17]，MAL AoU 0.50[18]をそれぞれ上回る変化であった．終了時および，終了後 1 か月の経過においても，茶碗を把持する，爪を切る，ボタンを両手で操作する，スマートフォンを操作する，などの実用的な使用が継続して行えていた．使用後の聴取では，「今後も左手を使い続けてみようと思う」などの意見が聞かれ，高いモチベーションを維持していることが認められた．

今後の展望：VR リハビリテーションと ICT

現在，本邦における脳卒中上肢機能に対する VR リハビリテーションは先述の通り，外来通院患者が在宅でのホームプログラムとして使用する

に留まっているが，生活期の対象者において，週1回のモニタリングにて有害事象なく，麻痺側上肢の使用量を増やし，機能を改善する結果を認めた．ICTの観点からは，今後，これらの使用をTele-rehabilitationへシフトできるかがポイントとなる．SGは，課題実施時間や関節可動範囲などの保存されたデータを，インターネット接続により送信する機能を有しており，諸外国ではすでに，家庭用訓練機器として販売が開始されている．関節可動範囲や課題実施時間などをモニタリングしながら，定期的なカウンセリングにより，VRでの体験を徐々に現実世界での道具使用へとシフトしていくことで，麻痺手の使用量を増やし，日常生活での使用に汎化させていくことが期待される．そのために，今後もVRでのアトラクティブな体験による麻痺側上肢の使用量改善と，医師や療法士のアドバイスによる現実世界との結びつけによる実践報告を蓄積していく必要があると考える．

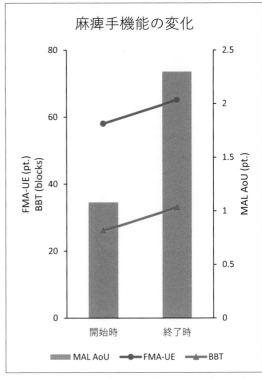

図 3. Smart Glove® による 4 週間介入前後の結果

文 献

1) Kaltenborn KF, et al：Virtual reality in medicine. *Methods Inf Med*, **32**：407-417, 1993.
2) Loureiro RCV, et al：Advances in upper limb stroke rehabilitation：a technology push. *Med Biol Eng Comput*, **49**：1103-1118, 2011.
3) Sisto SA, et al：Virtual Reality Applications for Motor Rehabilitation After Stroke. *Top Stroke Rehabil*, **8**：11-23, 2002.
4) Laver KE, et al：Virtual reality for stroke rehabilitation. *Cochrane Database Syst Rev*, **11**(11)：CD 008349, 2017.
   Summary VRリハビリテーション研究はそれぞれサンプルサイズが小さくエビデンスが集積しにくいが，量を担保する点では効果が認められている．
5) 藤原俊之：教育講座 脳卒中治療ガイドラインから読み解く新しいリハビリテーションの流れ. リハ医，**54**：293-296，2017.
   Summary 脳卒中治療ガイドラインをもとに，上肢リハビリテーションの原則をわかりやすく紹介している．

6) 映像産業振興機構 特定非営利活動法人：VR等のコンテンツ制作技術活用ガイドライン 改訂版 2020，〔https://www.vipo.or.jp/u/VR-guideline-2020-01.pdf〕(2022年2月28日閲覧)
7) Standen PJ, et al：Patients' Use of a Home-Based Virtual Reality System to Provide Rehabilitation of the Upper Limb Following Stroke. *Physical Therapy*, **95**：350-359, 2015.
8) Seo NJ, et al：Usability evaluation of low-cost virtual reality hand and arm rehabilitation games. *J Rehabil Res Dev*, **53**：321-334, 2016.
9) Kong KH, et al：Efficacy of a Virtual Reality Commercial Gaming Device in Upper Limb Recovery after Stroke：A Randomized, Controlled Study. *Top Stroke Rehabil*, **23**：333-340, 2016.
10) Shin JH, et al：Effects of virtual reality-based rehabilitation on distal upper extremity function and health-related quality of life：a single-blinded, randomized controlled trial. *J Neuroeng Rehabil*, **13**：17, 2016.
    Summary 脳卒中上肢機能におけるVRリハビリテーションの効果について，医療機関での無作為化比較試験により報告している．
11) Lansberg MG, et al：Home-based virtual reality therapy for hand recovery after stroke. *PM R*, **14**(3)：320-328, 2021.

12) Winstein CJ, et al : Guidelines for Adult Stroke Rehabilitation and Recovery. *Stroke*, **47** : e98-e169, 2016.

13) Fugl-Meyer AR, et al : The post-stroke hemiplegic patient. 1. a method for evaluation of physical performance. *Scand J Rehabil Med*, **7** : 13-31, 1975.

14) Mathiowetz V, et al : Adult Norms for the Box and Block Test of Manual Dexterity. *Am J Occup Ther*, **39** : 386-391, 1985.

15) Uswatte G, et al : The Motor Activity Log-28 : Assessing daily use of the hemiparetic arm after stroke. *Neurology*, **67** : 1189-1194, 2006.

16) Stephen J, et al : Clinically Important Differences for the UE fugl meyer scale in poeople with minimal to moderate impairment due to chronic stroke. *Physical Therapy*, **92**(6) : 791-798, 2012.

17) Chen HM, et al : Test-Retest Reproducibility and Smallest Real Difference of 5 Hand Function Tests in Patients With Stroke. *Neurorehabil Neural Repair*, **23** : 435-440, 2009.

18) van der Lee JH, et al : Forced use of the upper extremity in chronic stroke patients : results from a single-blind randomized clinical trial. *Stroke*, **30** : 2369-2375, 1999.

MB Med Reha **No.278**：**28-35**, 2022

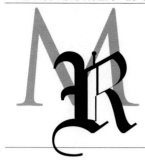

特集／リハビリテーション診療に使える ICT 活用術
―これからリハビリテーション診療はこう変わる！―

人工知能システムを用いた歩行分析による
リハビリテーション治療の展開

長谷公隆[*1]　　鈴木良和[*2]　　牛久保智宏[*3]

Abstract　人工知能（artificial intelligence；AI）は，日常臨床で蓄えられたデータのパターン認識やグループ分け，予測を行うことで，診療に有用な情報を提供する．その新たな知識を臨床に適用する際には，用いられた初期データの特性や機械学習（machine learning）の手法を理解し，結果を正しく解釈する必要がある．リハビリテーション医療では，データベース化が容易で有益な情報を内包する定量的動作分析の分野で AI の臨床応用が進んでいる．特に定量的歩行分析（instrumented gait analysis）は，生体工学的計測法と解析技術の進歩を基盤に，歩行運動にかかわる膨大な運動学的・運動力学的データを簡単に扱うことが可能となっており，治療効果を最大化するために注目するべき特徴量を検出する検査としての役割を担う．正常歩行との違いを尺度化するマハラノビス距離とマルコフ連鎖モンテカルロ法による重要度サンプリングによる特徴量選択の過程を提示しながら，定量的歩行分析に基づいた個別的歩行訓練（personalized gait training）の展開について概説する．

Key words　人工知能（artificial intelligence），機械学習（machine learning），定量的歩行分析（instrumented gait analysis），個別的歩行訓練（personalized gait training）

はじめに

人工知能（artificial intelligence；AI）とは，大量の数値データを高速処理することによって得られた知識データを用いて，高度な推論を的確に行うシステムである．ヒトが行う推論や認識・分類といった情報処理を論理や数学の問題に変換して，それを処理するためのアルゴリズムを開発するアプローチであり，文字や音声を認識して別の情報形態に変換する技術などがすでに実用化されている．機械学習アルゴリズムの一種である深層学習（deep learning）の登場によって，データ間の関係などの情報を含んだパターン認識が可能となり，画像診断をサポートするサービスなどが展開されてきている．

一方で，AI を臨床に用いるうえで，解決しなくてはならない問題も多く指摘されており[1~3]，医療 AI を正しく扱うための知識を我々自身が学ぶ必要がある．本稿では，機械学習を導入した歩行分析の開発と，その臨床応用の可能性を述べたうえで，リハビリテーション診療において果たす AI の役割について考察する．

機械学習が医療に果たす役割とその手順

臨床現場で行われる医療行為は，患者の症状から診断に必要な身体診察と検査を実施し，その総合的な結果から治療を施す，というプロセスが基本となる．必要な身体診察と検査が実施されて的確な診断ができているか，その結果に基づいて適切な治療法が適用されたか，が医療の質と効率に

[*1] Kimitaka HASE，〒 573-1191 大阪府枚方市新町 2-5-1　関西医科大学リハビリテーション医学講座，教授
[*2] Fumiya SUZUKI，同，病院助教
[*3] Tomohiro USHIKUBO，アニマ株式会社 AI 研究開発部，主任研究員

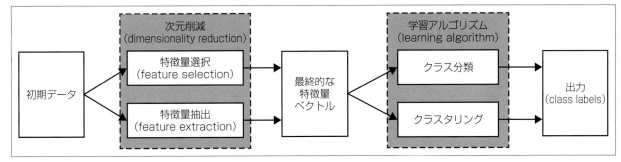

図 1. 現代の歩行分析コンポーネント

（文献 5 より引用）

影響する．すなわち，医学知識と過去の臨床経験による医学的推論に基づいた病態の把握と，その病態を解決するための治療技術が，治療効果を決定づける主たる要因となる．経験豊富な臨床家であれば，すべての検査を実施しなくても診断に至ることが可能であり，その経験をもとにトップダウンで効果的な治療を施すことができるかもしれない．しかし，必ずしもすべての情報を網羅して活用できているとは限らず，エラーを起こすということも想定される．また，なんらかの要因によって適切な治療に至るまでに時間と労力を要すれば，患者に不利益がもたらされることになる．したがって，入手できているデータから最適な治療の候補を絞り込むことができるシステムとして，医療 AI への期待が高まっていくことは自然の流れである．

　医療行為の過程をシンプルにデータ化するには，患者の臨床症状を特徴づけるデータを入力し，治療によって得られた結果に関するデータを関係づければ良い．そのためには大量のデータをコンピュータに取り込む作業が必要になる．活動再建を治療目標とするリハビリテーション医療分野において，我々がすでに保有しているビッグ・データの 1 つが動作分析データである．定量的歩行分析では，膨大なデータの中から注目するべき指標を抽出するデータ・マイニング（data mining）が重要であることが指摘されており[4]，その目的を達成するために機械学習を適用した試みが展開されている．現代歩行分析のコンポーネントとして Phinyomark ら[5]は，図 1 に示すような手続き，すなわち，① AI システムに投入する初期データ（initial input feature）の選択，② 次元削減（dimensionality reduction），③ 学習アルゴリズム（learning algorithm）を用いたクラス分類，あるいはクラスタリング，を提示している．以下に，その手順と留意事項を簡潔に紹介する．

1. 初期データ

　投入するデータは，目的とする臨床的疑問に関連する指標を網羅していなくてはならない．定量的歩行分析では，歩行パターン分類を行うために運動学的（kinematics）指標が適用されるが，計測した座標系によるデータ精度や運動力学的（kinetics）指標との関連を検討して選定する必要がある．また，歩行速度や歩幅などの時間・空間的指標を含めるか，麻痺の重症度や筋力などの身体症状に関するデータをどのように扱うかは，その目的と学習モデル全体に与える影響を考慮して決定しなくてはならない．

2. 次元削減

　投入されるデータ，すなわち特徴量が多くなると，高い精度のモデルを作成するために必要な訓練データ量が指数関数的に増えて，モデル学習に長時間を要することになる（"次元の呪い"）．特に，不要な特徴量のノイズパターンを学習（過学習）してしまうとモデル自体の精度が損なわれるため，不要な特徴量を削除することが重要である．主成分分析（principal component analysis）などを用いて機械学習に投入する特徴量を選択することで，モデル学習の速度が大幅に改善できるだけでなく，一般に，結果として得られるモデルも理解しやすいものとなる．

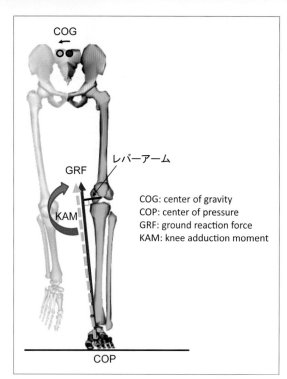

図 2.
床反力作用線の傾きによる膝関節内転モーメント
膝関節軸に対する床反力作用線の距離（レバーアーム）
が膝関節内転モーメント（KAM）に関与する．股関節
周囲筋の筋力低下によって，単脚支持期に股関節が内
転位となり，身体の重心（COG）が遊脚側へ偏位する
と，床反力（GRF）作用線の傾きが大きくなってレバー
アームが長くなり，膝関節内側へのメカニカルストレ
スが増大する．

COG: center of gravity
COP: center of pressure
GRF: ground reaction force
KAM: knee adduction moment

3．学習アルゴリズム

　機械学習には，教師あり学習（予測型），教師な
し学習（探索型），強化学習（最適化）がある．医学
分野では，入出力データの関係性を回帰と分類に
よって学習する教師あり学習が適用されることが
多く，ランダムフォレストや深層学習，Support
Vector Machine などがある．教師なし学習では，
入力されたデータの性質をクラスタリングするの
で，十分なサンプル数が必要であり，クラスタリ
ングに用いる変数選択や分割の整合性の評価など
が必要である．報酬が最大限となるように試行錯
誤して，最良のパターンを学習する強化学習には
モンテカルロ法がある．歩行パターンをクラス分
類，あるいはクラスタリングし，これを可視化す
ることで，臨床的に注目するべき指標に関する情
報を得ることができる．

AI 導入による定量的歩行分析の臨床への展開

　機械学習による定量的歩行分析データのパター
ン認識に関する報告は数多くあり，歩行障害の定
量的・非侵襲的診断，歩行機能に対応した個別的
歩行訓練（personalized gait training）を実現する

自動的アシスト調整，歩行機能の変化に対応した
治療計画，歩行訓練の経時的記録と効果判定に応
用されている[6]．例えば Varrecchia ら[7]は，人工
ニューラルネットワークを用いて，パーキンソン
病の歩行障害を Hoehn & Yahr 分類ステージの進
行にしたがって分類し，パーキンソン歩行を捉え
るうえで必要な指標の抽出を試みている．こうし
た自動解析システムが普及することで，定量的歩
行分析システムの臨床的有用性が飛躍的に拡大す
ることが期待される．定量的歩行分析で得られる
ベースライン変数の臨床的特徴量選択は，生体工
学的，および病態生理学的機序の理解を深めるた
めの手がかりをもたらしてくれるのである．

　さらに，特定の治療法がもたらす効果を予測す
る AI システムは，治療指針を提示する有用な
ツールとなる．Kobsar ら[8]は，40 歳以上の軽度〜
中等度の変形性膝関節症（膝 OA）患者 98 名を対象
に，トレッドミルでの 10 歩行周期の矢状面・前額
面の患肢股関節，膝関節，足関節の 3 次元歩行分
析データを立脚期（60％）と遊脚期（40％）に正規化
して平均し，600 ポイント×98 名のデータ・ベー
スを形成した．主成分分析（principal component

analysis；PCA）によって，膝 OA 歩行を特徴づける 97 指標へ次元削減し，knee injury and osteoarthritis outcome score（KOOS）下位尺度 4 項目（疼痛，症状，ADL，QOL）を加えた 101 指標について，逐次前方特徴選択（sequential forward feature selection）を用いた特徴量選択を，過学習（訓練データで正解率が高いにもかかわらず，モデルが過度に適合してしまうことで実際の評価データで正解率（精度）が低くなること）を防ぐために 10 分割交差検証法を適用して実施した．10 回反復して得られた上位 10 項目を用いて，6 週間の股関節周囲筋筋力増強を実施した膝 OA 患者 39 名の KOOS スコアにおける効果量を線形判別分析によってクラス分類した結果，"high-responder"（effect size ≧0.8）では，介入前の KOOS-ADL スコアが低く，荷重応答期に股関節が内転位にあること，"non-responder"（effect size ＜0.2）では，つま先離地時の足関節底屈角度が小さいことなどを指摘した．股関節周囲筋が荷重応答期に機能しなければ，前額面における身体の重心と荷重肢の膝関節との距離が大きくなり，膝関節内転モーメントの増大を招くと考えられる（**図 2**）．膝関節痛の病態に関する臨床推論のきっかけを提示し，その治療に股関節周囲筋の筋力増強訓練が適応となる患者を同定するツールとして，定量的歩行分析を臨床に活用することが可能となる．

個別的歩行訓練を導く AI 戦略

このように，定量的歩行分析データの多変量解析や機械学習法は，歩行の変動性を捉え，生体工学的特性に基づいたグループ分類を実現する．しかしながら，歩行再建を目指すリハビリテーション治療には多種多様な選択肢があり，治療効果のデータ・ベースは，その手法や施設ごとに異なるものとなろう．これを AI によって実証的に明確化していくことは，地域社会における患者の治療を最良化する，本来の意味での実学（pragmatism）を形成し，地域医療に根ざしたリハビリテーション医学の実現を推進する．機械学習が導く予測は，その時点までの経験に基づいた知識であり，その指針を基盤として治療の有効性を高めていくことがリハビリテーション医学の使命となる．

しかしながら，AI を臨床に適用していくうえで，いわゆる "ビッグ・データ" を形成しなくてはならないという障壁がある．そのためには，カルガリー大学が展開しているような多施設共同での取り組みが有効な手段となる[5]．しかし，施設ごとに異なる治療法があり，初期投与するデータの均質性を保つためには，可能であれば施設ごとのデータ・ベースを使用することが望ましい．また，リハビリテーション治療では，健常者との違いを評価し，それを異常パターンと捉えて正常に近づけることを目指すという思考過程を取るのが一般的である．

本学ではこれらの問題に対処できるように，アニマ社との共同研究によって，多変量の正常分布（マハラノビスの空間）の中心から，患者データがどの程度離れているかを尺度化する共分散を用いた効果的な統計学的手法であるマハラノビス距離（Mahalanobis distance；MD）と，マルコフ連鎖モンテカルロ（Markov-chain Monte Carlo；MCMC）法を用いた機械学習を適用し，比較的少数例でも歩行パターンの特徴量を抽出することができる AI システムを開発した（**図 3**）[9)10]．MCMC 法は，パラメーター同定を想定したり，識別不能なパラメーターを削除したりせずに，歩行関連指標の分布から特徴量をランダムにサンプリングすることで，任意の分布を特徴づけるために利用できる[11]．確率分布で定式化される問題に適用することが可能であり，重要度サンプリング（importance sampling）や確率分布による期待値評価のための計算技法とみなすことができる．マハラノビス空間を形成するための健常歩行データが 3 次元歩行分析システムに搭載されていれば，目的変数と初期投与データを設定することで，重要度サンプリングとクラスタリングが可能である．歩行関連指標は互いに関係し合っているので，その歩行パターンを表わす特徴量のセットを同定する統計学的解析

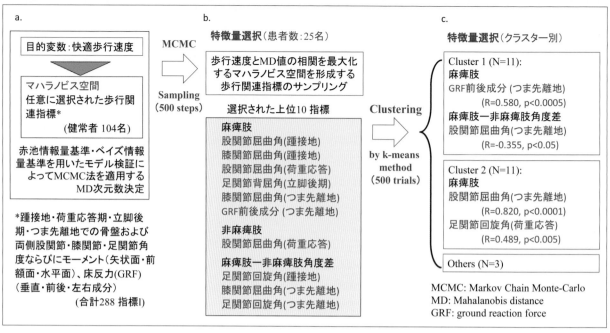

図 3. MD 値と MCMC 法による特徴量選択

（文献 9 より引用，改変）

システムとしての機能が期待できる.

　健常者 104 名の 3 次元歩行分析データによって形成したマハラノビス空間を用いて，生活期の片麻痺患者 25 名(63.8±10.3 歳，男性 15 名，右片麻痺 11 名)の歩行速度を規定する特徴量をMCMC 法(メトロポリス法)によって抽出した結果を図 3 に示す. 投入する初期データに，歩行速度に直接的に関与する歩幅やケイデンスなどの時間・空間的指標を含めると，これらが必ず選択されることになるので除外した. また，歩行周期全体のデータを用いるのではなく，観察による歩行分析において確認するべきポイントとなる踵接地・荷重応答・立脚後期・つま先離地の 4 点におけるデータとし，関節モーメントや床反力値を含めて，3 次元歩行分析システムから自動的に投入可能な特徴量を用いた. マハラノビス空間形成に用いる歩行関連指標数(MD 次元)は，赤池情報量基準・ベイズ情報量基準によって 5 項目に設定した.

　MCMC 法では，最初に選択された歩行関連指標によってサンプリングされる特徴量が異なるので 500 試行繰り返し，選択された確率の高いものから順に 10 項目を抽出した(図 3-b). これらのう

ち，単独で片麻痺患者の歩行速度と有意な正の相関を示すのは，麻痺肢の立脚後期足関節背屈角度，つま先離地時の膝関節屈曲角度，床反力前後成分，および非麻痺肢のつま先離地時足関節底屈角度，立脚後期床反力前後成分であった. 選択された特徴量のうち，後 3 者の床反力前後成分，および非麻痺肢の足関節底屈角度は，立脚後期のプッシュオフを含む歩行推進力に寄与することから，歩行速度の改善を目指す治療の指標として，その数値をフィードバックするなどの歩行訓練が想定される. 一方で，麻痺肢に関連する前 2 者の指標が歩行速度にどのように寄与するかについては一考を要する. 麻痺肢の立脚後期足関節背屈，およびつま先離地時膝関節屈曲角度を健常者データと比較すると，両指標ともに健常者では，歩行速度と弱い負の相関を示すのに対して，片麻痺歩行では正の相関を示している(図 4). 歩行推進力は，立脚後期における股関節から床面への垂線と足圧中心への線分がなす trailing limb angle (TLA)と足関節底屈モーメントが重要な役割を果たすが，遠位筋の麻痺が重度な場合が多い片麻痺では，健常者に比べて TLA が果たす役割が大

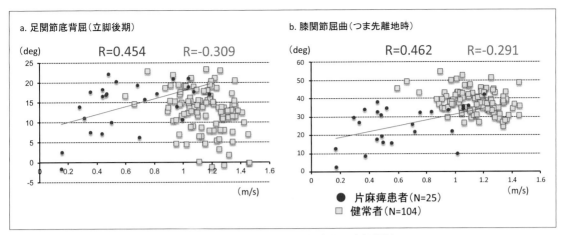

図 4. 歩行速度に寄与する麻痺肢の歩行指標

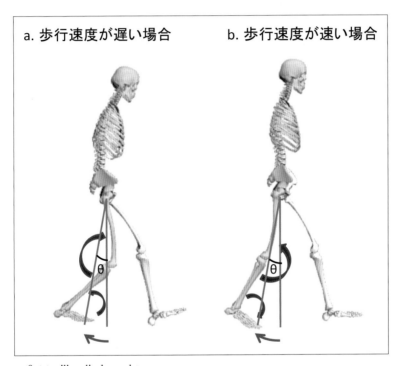

θ : trailing limb angle

図 5. 麻痺肢推進力回復のメカニズム

a：歩行速度が遅い場合：股関節伸展が困難でも，膝関節屈曲・足関節背屈によって股関節軸よりも足部を後方に保つことでTLAを形成し，歩行推進力を得ることができる.

b：歩行速度が速い場合：健常者では，立脚後期に足関節底屈位で重心の高さを保持し，つま先離地時に膝関節が早期に屈曲しすぎないほうが，歩行速度が速い.

きい[12]．したがって，TLA 形成を目指した治療を計画する必要があるが，TLA は股関節伸展だけでなく，膝関節，および足関節肢位の組み合わせによっても影響され，股関節伸展が困難で歩行速度が遅い群では，膝関節屈曲・足関節背屈によって歩行速度改善をもたらすと理解できる（図5）.

片麻痺歩行における病態の違いを検討するために，MCMC 法でサンプリングされた上位 10 項目

を用いて k-means 法によるクラスタリングを実施したところ，2つのサブグループが同定された（**図 3-c**）．クラスター1の患者の歩行速度は，つま先離地時の麻痺側床反力前後成分の増大，ならびに踵接地時の両股関節屈曲角度の非麻痺肢・麻痺肢の差の減少とともに改善する．これらは，麻痺肢の推進力増大と歩幅の対称性改善がそれぞれ速度増大に寄与することを意味している．一方，クラスター2の患者の歩行速度は，つま先離地時の麻痺肢股関節伸展角度が強く相関するとともに，荷重応答期の足関節回旋角度が関与する．TLA 形成による推進増大に加えて，例えばアキレス腱の stretch-shortening cycle が推進力生成に寄与するかもしれない．このように，パターン認識によって追加された特徴量を詳細に分析し，その生体力学的特徴の理解を深めることで，個別的歩行訓練を可能にするアルゴリズムを形成することができる．

AI 導入がもたらす臨床的意義

機械学習は，定量的歩行分析による計測データの何に注目するべきかを提示し，リハビリテーション治療において管理するべき特徴量と効果予測に関する情報をもたらす．ブラックボックス型の AI から得られる結果を，責任を持って臨床に適用することはできないので[13]，それらの情報がどのような手続きで得られ，どう扱うべきかを理解することが重要である．機械学習の導入によって，臨床能力の低下を招くのではないかとの危惧も指摘されるが[14]，前述したように定量的歩行分析の機械学習から得られる知識は，歩行障害に対する臨床推論の展開を促し，その洞察力の向上に寄与する．観察による歩行分析でも扱う特徴量を初期データとして投入することで，その結果は理解しやすいものとなり，臨床的意思決定に応用しやすいものとなる．

歩行訓練は活動再建のための治療であり，したがって活動指標の変化を規定する特徴量の抽出が求められる[15][16]．移動手段としての実用度を高め

るために歩行速度向上を目指す歩行訓練と，持久性を獲得させるための歩行訓練は異なると考えられ，近い将来，ニーズに応じた治療アルゴリズムが明らかになっていくであろう．その施設で実施するべき治療を機械学習によって予測したうえで，それが正しいかを検証し，さらに高い効果を得るための臨床試験を展開するという手続きでエビデンスを形成する時代を迎えている[14]．データを蓄積しやすい動作分析は，最適な治療指針を導くために人間をサポートする知的システム，すなわち知能増幅器（intelligence amplifier：IA）として，リハビリテーション医療の発展に寄与する重要なツールとなる．

結　論

リハビリテーション治療によるパフォーマンス変化をデータ化するうえで，定量的な動作分析は極めて有用な手段である．AI によって導かれた特徴量から治療成果に関与する生体力学的プロフィールの違いを理解することは，リハビリテーション治療の個別化を導くアルゴリズムの構築に寄与するであろう．

この仕事の一部は科学研究費 21K21775 の助成を受けたものである．

文　献

1) 後藤信一，後藤信哉：人工知能の真実—AI は医療を変えるわけではない？　日本医事新報，**4956**：40-44，2019.
2) 白石哲也：未来から選ばれる AI 医療．機器・試薬，**42**(1)：14-20，2019.
3) 後藤匡啓：機械学習を用いた ICU における臨床研究．*INTENSIVIST*，**12**(4)：798-804，2020.
4) Wikström J, et al：Intelligent data analysis of instrumented gait data in stroke patients-a systematic review. *Comput Biol Med*, **51**：61-72, 2014.
5) Phinyomark A, et al：Analysis of big data in gait biomechanics：current trends and future directions. *J Med Biol Eng*, **38**：244-260, 2018.

Summary 機械学習を用いた「現代歩行分析コンポーネント」を実施するために必要な次元削減などの手続きが詳細に述べられている.

6) Figueiredo J, et al：Automatic recognition of gait patterns in human motor disorders using machine learning；a review. *Med Eng Phys*, **53**：1-12, 2018.

7) Varrecchia T, et al：An artificial neural network approach to detect presence and severity of Parkinson's disease via gait parameters. *PLOS One*, **16**(2)：e0244396, 2021.

8) Kobsar D, et al：Gait biomechanics and patient-reported function as predictors of response to a hip strengthening exercise intervention in patients with knee osteoarthritis. *PLOS One*, **10**：e0139923, 2015.

9) Hase K：Current perspective on quantitative gait analysis for patients with hemiparesis. *Jpn J Comp Rehab Sci*, **13**：1-3, 2022.

10) 森　公彦ほか：産学連携でのリハビリ評価システム開発. 医療機器・ヘルスケアにおける ICT 技術開発と規制対応, pp. 191-200, 情報機構, 2021.

11) van Ravenzwaaij D, et al：A simple introduction to Markov Chain Monte-Carlo sampling. *Psychon Bull Rev*, **25**：143-154, 2018.

12) Hsiao H, et al：Contribution of paretic and non-paretic limb peak propulsive forces to changes in walking speed in individuals poststroke. *Neurorehabil Neural Repair*, **30**：743-752, 2016.

13) Horst F, et al：Explaining the unique nature of individual gait patterns with deep learning. *Sci Rep*, **9**(1)：2391, 2019.

14) Scott IA：Machine learning and evidence-based medicine. *Ann Inter Med*, **169**：44-46, 2018.
Summary 臨床試験の蓄積を要する「根拠に基づいた医療」(EBM)と，既存の医療情報を基盤に診療指針を提示する機械学習アルゴリズムの特徴を対比させながら，機械学習を医療に導入するうえでの利点と留意点が解説されている.

15) de Quervain IA, et al：Gait pattern in the early recovery period after stroke. *J Bone Joint Surg*, **78**(A)：1506-1514, 1996.

16) Mulroy S, et al：Use of cluster analysis for gait pattern classification of patients in the early and late recovery phases following stroke. *Gait Posture*, **18**：114-125, 2003.

MB Med Reha **No.278**：36-40, 2022

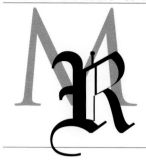

特集／リハビリテーション診療に使える ICT 活用術
―これからリハビリテーション診療はこう変わる！―

装着型サイボーグ HAL の Tele-rehabilita-tion の現状と展望

羽田康司*1　安永好広*2

Abstract　HAL（hybrid assistive limb）は，皮膚表面の生体電位信号（bioelectrical signals）や体幹傾斜，関節角度，足圧などの各種センサーで装着者の動作を検出し，関節の外側部に設置されたパワーユニット（アクチュエータ）で補助することにより動作支援を行う．HAL は使用者本人の運動企図や随意性に沿ったアシストを行えることが大きな特徴である．

HAL モニターにより，HAL 装着中の身体情報を足底荷重画面やモデル画面を通じて使用者がより理解しやすい形で可視化し，クラウドに接続することで遠隔地での使用時のサポートも可能となっている．また，リアルタイムのモニタリングだけでなく録画機能を使って振り返りも可能となっている．今後蓄積されていく膨大なデータから使用者の属性や疾患の種類，重症度に応じた適切な HAL の設定，訓練量・頻度などが明確になり，リモートで HAL の設定・変更が行えることも期待される．

Key words　hybrid assistive limb；HAL，生体電位信号（bioelectrical signal；BES），インタラクティブ・バイオ・フィードバック（interactive bio-feedback；iBF），HAL モニター（HAL monitor）

はじめに

HAL（hybrid assistive limb）は，筑波大学システム情報系で開発された装着型サイボーグである．ロボットスーツ HAL と通称され，皮膚表面の生体電位信号（bioelectrical signals）や体幹傾斜，関節角度，足圧などの各種センサーで装着者の動作を検出しながら，関節の外側部に設置されたパワーユニット（アクチュエータ）で補助することにより動作支援を行う．現在使用されている歩行支援ロボットの多くは，歩行動作のペースは規定されたプログラムやスイッチングにより決定されるのに対し，HAL は使用者本人の運動企図や随意性に沿ったアシストを行えることが大きな特徴である．HAL の種類は，下肢タイプ（両脚用，単脚用），単関節タイプ，腰タイプと多様であり，目的により使い分けられる（**図 1**）．

本稿では，HAL モニターを通じた HAL の Tele-rehabilitation の現状について概説し，今後の展望について考察する．

HAL を用いたリハビリテーション

HAL を用いた訓練・治療に際して最も重要と考えられているのは，iBF（interactive bio-feedback）仮説[1]である．これは「動作意思を反映した生体電位信号によって動作補助を行うロボットスーツ HAL を用いると，HAL の介在により，HAL と人の中枢系と末梢系の間で人体内外を経由してインタラクティブなバイオフィードバックが促され，脳・神経・筋系の疾患患者の中枢系と

*1 Yasushi HADA，〒 305-8575 茨城県つくば市天王台 1-1-1　筑波大学医学医療系リハビリテーション医学，教授／同大学サイバニクス研究センター
*2 Yosihiro YASUNAGA，筑波大学大学院人間総合科学研究科疾患制御医学専攻／CYBERDYNE 株式会社

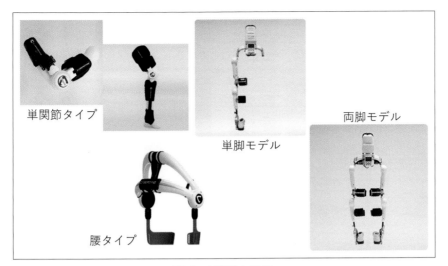

図 1. 4種類の HAL
(Prof. Sankai University of Tsukuba/CYBERDYNE Inc.)

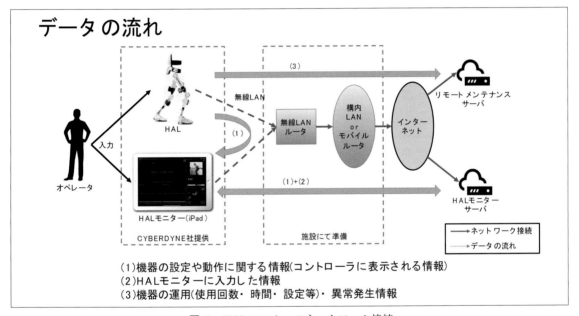

図 2. HAL モニターのネットワーク接続
(Prof. Sankai University of Tsukuba/CYBERDYNE Inc.)

末梢系の機能改善が促進される」というものであり，我々は HAL を「動作学習装置」として捉えている．効果的な使用のためには，患者の状況に応じた HAL の設定が重要である．

これまで HAL は病院や施設など，機器が用意され操作に習熟したオペレーターがいる環境でしか利用できなかったが，HAL モニターの出現により状況は一変した．HAL モニターを利用することにより HAL 装着中の身体情報をより理解し

やすい形で可視化し，クラウドに接続することで遠隔地での使用時のサポートも可能となっている．また，リアルタイムのモニタリングだけでなく録画機能を使って振り返りも可能となっている．

HAL モニターを用いた Tele-rehabilitation

HAL モニターは HAL の動作や使用状況をタブレットで確認するためのアプリケーションで，インターネットを通じてリモートメンテナンスサー

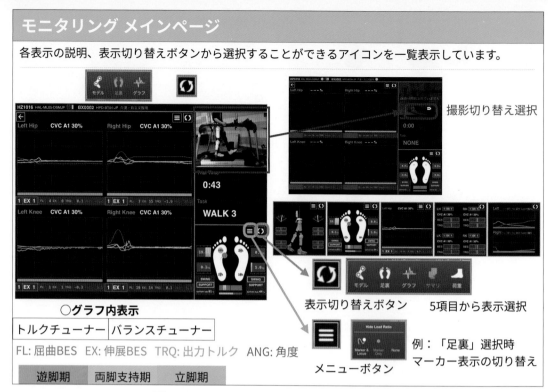

図 3. HAL モニターのモニタリングメインページ
（CYBERDYNE 社「HAL モニター操作マニュアル」から許可を得て転載）

バ，および HAL モニターサーバにデータを集積する（**図 2**）．リモートメンテナンスサーバには機器の運用状況，および異常発生情報が，HAL モニターサーバには機器の設定や動作に関する情報が蓄積され，HAL モニターを通じて，HAL の動作状態をリアルタイムに表示したり再生することがリモートでも可能となる．これらの機能により，遠隔地から装着者へのリアルタイムでのフィードバックや指導が可能となった．また，エラーやトラブルへの対処に際しても，発生時の状況確認が確実に行えるため対応もしやすくなる．訓練時間や回数の確認もサーバデータ解析により可能になるので，自己トレーニングの際の訓練量の担保も可能である．

HAL モニターのモニタリングページ（**図 3**）では，使用時の各種設定はもとより，画面表示切り替えにより生体電位信号の検出状況，関節角度・

トルク，足底荷重情報（**図 4**）（重量，中心位置，左右バランス，遊脚・立脚周期など）のほか，実際の HAL の動きをモデルイメージで表示できるモデル画面（**図 5**）など多彩な表示モードを提示できる．特にモデル画面では，装着者が装着・使用時の姿勢を把握しやすいというメリットが大きい．

図 6 に，HAL 腰タイプを用いた実際の Tele-rehabilitation 場面を示す．HAL モニターを利用した Tele-monitoring により HAL が正しく装着できているか，BES（bioelectrical signal：生体電位信号）はうまく検出できているか，アシストレベルの設定は適切かなど，HAL の設定にかかわる指導だけでなく，使用者の正面・側面の画像情報をもとに，立ち位置の修正，toe-in/toe-out，および knee-in/knee-out の補正，スクワット姿勢の補正など細かな修正・指導がリアルタイムで可能である．

足底画面での運用方法
o 本体とHALモニターで一部表示が異なる
o 本体では、足底荷重量、前後/左右バランスメータ、動作フェイズ(遊脚立脚)を表示
o HALモニターでは、足底荷重量、足底荷重中心位置、左右バランスメータ、動作フェイズ(遊脚立脚)を表示
o バランスメータや足底荷重中心はセンサシューズの左右前後4点の荷重から計測されるため、これより外側にはいかない

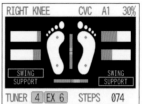

o 左右前後の各部位に荷重がかけられるか、荷重を抜けるか
o 左右の体重移動ができるか
  × 歩行するには少なくとも左右の体重移動が必須
o 左右前後の荷重移動がスムーズか
  × よい歩容を目指す場合、足底荷重中心が∞形の軌跡になっているか
  × 足底荷重の前後移動はできなくてもWALKタスク可能
    o 左右軌跡でも構わない
o 左右の荷重バランスが均等か、立位維持や歩行時
  × 黄色のゲージは足底荷重バランスであり、重心位置とは異なる
o ヒールコンタクト〜つま先への荷重移動がスムーズか
o SWING-SUPPORTが適切に切り替わっているか
  × 足底荷重移動がうまくできない場合は切り替わらないことがある

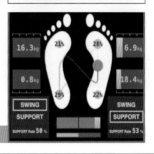

図 4. HAL モニター：足底画面
(CYBERDYNE 社「HAL 安全使用講習資料」から許可を得て転載)

モデル画面での運用方法
o HALモニターでのみ表示される
o モデルイメージ、体幹角度インジケータ、BESゲージを表示
o 体幹部の角度は装着状態によって実際と異なる場合がある
o 装着者が姿勢を把握しやすい

o 姿勢の確認
  × グラフより状況を確認しやすい
  × 体幹部が前傾・後傾しすぎていないか
  × 体幹部の左右傾斜もある程度わかる。正しい歩容ではほとんど左右傾斜しない
  × 足関節の角度は計測していないため、表示上は90度固定

o フィッティングの確認
  × フィッティングが適切でない場合、体幹角度が実際より大きく早く変化する
    o 揺れる、ぱかぱか動く
    o このようなときは、股関節の支持が十分に得られないことがある。
  × 患者姿勢と人形の姿勢が異なっている場合は、適切に装着されていない可能性がある。
    o 直立しているにも関わらず、前傾後傾していたり、膝が曲がっていたりなど

図 5. HAL モニター：モデル画面
(CYBERDYNE 社「HAL 安全使用講習資料」から許可を得て転載)

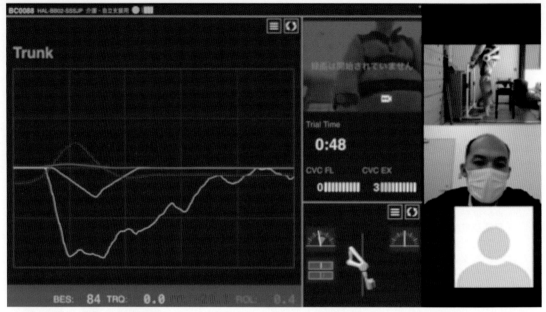

図 6. HAL 腰タイプと HAL モニターを用いた Tele-rehabilitation 中の画面
（CYBERDYNE 株式会社 村中達郎氏が利用者の許可を得て提供．右列中段が指導中の村中氏）

今後の展望

効果的に HAL を使用するためには，使用者（患者）ごとに適切なアシストレベルやバランスなどの条件設定を行うことが重要であるが，HAL モニターを使用することにより，この条件変更や使用方法に関するアドバイスをリモートで行うことが可能となった．今後蓄積されていく膨大なデータ分析をもとに使用者の属性や疾患の種類，重症度に応じた適切な HAL の設定，訓練量・頻度など

が明確になり，リモートでも HAL の条件設定・変更が行えるようになり，より効果的な HAL によるリハビリテーションが世界中の色々な場所で行えるようになることが期待される．

文 献

1) 筑波大学サイバニクス研究センター，〔https://www.ccr.tsukuba.ac.jp/〕

MB Med Reha **No.278**：41-46, 2022

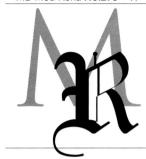

特集／リハビリテーション診療に使える ICT 活用術
―これからリハビリテーション診療はこう変わる！―

リハビリテーション診療に使える ICT 活用術
―地域医療連携における ICT の活用―

勝谷将史*

Abstract 生活期のリハビリテーション治療において介護保険領域との多職種連携は重要となる．日本の高齢化は諸外国に例を見ない勢いで進んでおり，世界一の高齢社会となっているため，厚生労働省は地域包括ケアの実現のため，医療・介護の連携を推進している．ICT を利用した地域連携ネットワークも多く存在し，当院はボツリヌス治療における療法士との連携に多職種連携情報共有システム，バイタルリンク®を利用している．システムの主たる使用機能はタイムライン形式で表示される連絡帳機能への治療情報の入力であり，双方向性のコミュニケーションが可能となっている．また，Zoom®機能を使用することで歩行動画を共有し，セキュリティーの高いオンライン環境で装具カンファレンスを行うことが可能となり，新たな地域連携の可能性が広がっている．ICT を活用した地域連携の新たな展開が生活期におけるリハビリテーション医療の新たな展望となるだろう．

Key words 生活期（chronic phase），多職種連携（multidisciplinary cooperation），地域包括ケアシステム（the community-based integrated care system），ボツリヌス治療（botulinum toxin therapy）

生活期のリハビリテーション医療

リハビリテーション医療における治療対象は障害であり，急性期では原疾患の治療と並行して早期リハビリテーション治療が提供される．回復期ではリハビリテーション治療のウエイトが大きくなり，安定した原疾患や合併症の治療と並行して ADL の向上や家庭・社会生活に向けたリハビリテーション治療が提供される[1]．これら急性期・回復期のリハビリテーション治療は病院という空間において展開されるが，生活期のリハビリテーション医療は対象患者の生活圏を中心に展開される．生活期におけるリビリテーション治療の目標は，改善した機能・活動の維持や，介護負担の軽減・生活環境の整備・社会での活動の促進など，リハビリテーション支援も合わせて展開される（**図 1**）．また，多くの患者は介護保険によるサービスを受給しており，リハビリテーション治療は介護サービスも考慮して展開することになる．

生活期における地域連携の必要性

病院という空間の中で展開される急性期・回復期のリハビリテーション治療では，院内スタッフを中心にチーム医療が行われており，医師は療法士による運動療法の現場や，病棟での看護の状況を直接的に確認することができる．また，定期的なカンファレンスや，適宜チームスタッフと直接話し合うことが可能であり，時間的にも空間的にも連携を取ることは比較的容易である．一方，生活期では患者は自宅で生活を送っており，介護保険による訪問リハビリテーションやデイケアなどを利用，ヘルパーによる家事援助などもあり，自宅を中心に介護サービスは展開される．そのため，かかわるスタッフは事業所も別，介入時間も

* Masashi KATSUTANI, 〒 662-0002 兵庫県西宮市鷲林寺南町 2-13　西宮協立リハビリテーション病院リハビリテーション科，部長

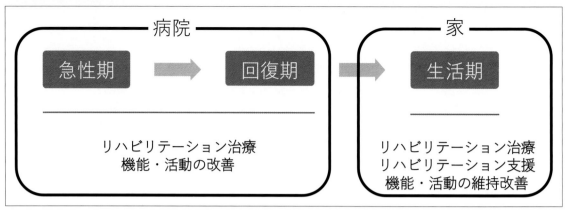

図 1. 時系列によるリハビリテーション治療の変化

表 1.
リハビリテーション医療における病院と
家での治療の比較

	病院	家
メリット	患者もかかわる職種も病院内であり，空間的・時間的に連携が容易．	患者は家で生活をしながら，生活視点での治療展開が可能．
デメリット	生活の主体が病院であり，家での生活とはかけ離れた環境．	同時に多職種がかかわることは難しく，空間的にも時間的にも連携のハードルが高い．

別であり，必要なタイミングに合わせてコミュニケーションを取ることは，病院でのリハビリテーション治療に比べてハードルが高いのが現状である（**表 1**）．脳卒中リハビリテーションにおいて，在宅で生活する患者に対して多職種チームがリハビリテーション診療を実施することで ADL が有意に向上することを示したメタ解析[2]もあり，生活期であっても多職種で連携しながらリハビリテーション治療を進めることは重要なポイントとなっている．

現在，日本の高齢化は諸外国に例を見ない勢いで進んでおり，世界一の高齢社会となっている．このような人口動態を背景に，厚生労働省は団塊の世代が 75 歳以上となる 2025 年を目途に，要介護状態となっても住み慣れた地域で自分らしい暮らしを人生の最後まで続けることができるよう，住まい・医療・介護・予防・生活支援が一体的に提供される地域包括ケアシステムの構築を目指している[3]（**図 2**）．地域における医療・介護の連携においては，多職種協働により医療・介護を一体的に提供できる体制を構築するため，地域の関係機関の連携体制の構築をはかる必要性がある．そのため，顔の見える連携として様々な試みが全国的に進んでおり[4)5)]，地域連携パス会議を中心としたネットワーク会議や，行政を中心に医療・介護にかかわる職能団体が所属する連携の会などが展開されている．また，ICT を利用した地域連携ネットワークも多く存在し，全国の地域連携ネットワーク 356 か所に依頼して 270 か所からの回答を得た日本医師会総合政策研究機構の調査データ[6]によれば，多職種連携に ICT を利用した地域連携ネットワークの回答は 169 か所，用途としては「主に在宅医療介護現場の連携ツールとして利用」（88か所）が最も多く，リハビリテーションという言葉が明記された用途は「医師，看護師，リハビリ，ケアマネが地域包括ケアの一連として利用」であった（**図 3**）．また，利用者は医師が最も多く，看護師・薬剤師・ケアマネジャーに次いで理学療法士・作業療法士となっている．多職種連携システムの機能としては「コミュニケーションツール（SNS など）」が最も多かった．効果に関しては「利用施設間の人的ネットワークが進んだ」（68 か所）

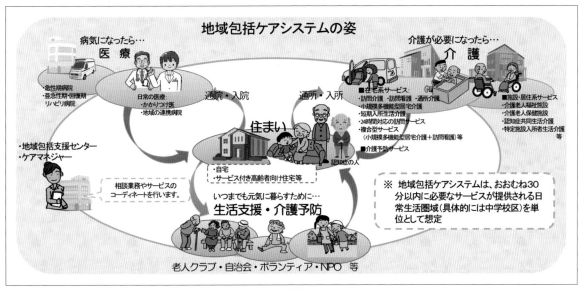

図 2. 地域包括システム

（厚生労働省ホームページより引用）

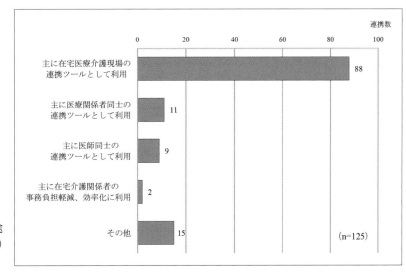

図 3.
多職種連携システムの用途
（文献 6 より転載）

が最も多く，次いで「患者・利用者の安心感が向上した」(52 か所)，「専門多職種の連携により学習機会が増えた」および「関係者の協力体制が深まりストレスが減った」(46 か所)の順に多かった.

　全国的にも在宅医療の現場を中心に多職種連携ツールとしての ICT の利用は進んでおり，チーム医療を主体とするリハビリテーション医療において ICT ツールの活用は有用なものと考えられる.

ボツリヌス治療における連携の
必要性と ICT の活用

　当院は回復期リハビリテーション病院としての機能だけでなく「障害を診る，かかりつけ病院」としてリハビリテーション専門外来を有しており，痙縮に対するボツリヌス治療なども積極的に行っている.痙縮に対するボツリヌス治療は世界的にもエビデンスの高いスタンダードな治療として認知されており，日本の脳卒中治療ガイドライン

医師	療法士
● 診察室での評価 ● 診察という限られた時間での評価 ● 基本動作の評価 ● 介護状況は問診から評価 ● 施注後の評価期間が長い ● 得られる情報が限定的	● 自宅，生活環境での評価 ● 訪問リハビリテーションなど，毎週評価可能 ● ADL，IADL の評価も可能 ● 介護状況を実際に評価 ● 施注後の評価が毎週可能 ● 得られる情報が豊富

表 2.
医師／療法士の評価の比較

2021 においても，痙縮に対する治療として推奨度A エビデンスレベル高として推奨されている[7]．また，ボツリヌス治療では A 型ボツリヌス製剤の施注に合わせて運動療法を併用することが非常に重要となる[8]．ボツリヌス治療の対象患者の多くは介護保険におけるデイケアやリハビリテーション特化型デイサービスや訪問リハビリテーションなどのリハビリテーションサービスを受給しているため，介護保険領域の療法士との連携が重要になり，ここに医療と介護の連携が必要になってくる．医師の診察は診察室での問診と機能評価が中心となり，受診時の状態把握でしかない．しかしながら介護保険でかかわる療法士，特に訪問リハビリテーションに従事する療法士は患者の自宅での動作や介護状況，変化する痙縮の評価なども確認可能であり，医師よりも圧倒的に情報量が多い（表2）．そのため，ボツリヌス治療における治療プランの立案には担当療法士からの詳細な情報が非常に重要となる．また，A 型ボツリヌス製剤の施注後の運動療法を担当することはもちろん，施注後の機能や能力の変化，患者本人や介助者となる家族の治療に対する反応など，診察室では評価できない情報を担当療法士との連携により確認することができる．さらに，医師からは診察による評価結果と治療プランの内容や目標設定の共有，施注後の運動療法に関して情報提供し，医療と介護の枠を越えた双方向性のコミュニケーションが重要となる[9]．患者側の視点に立てば，施注をする医師と運動療法を提供する療法士が連携し対応してくれることは治療の安心感にもつながり，円滑にボツリヌス治療を進め最大限の効果を出すために，最も重要なポイントの1つであると考える．

当院では，ボツリヌス治療における介護保険領域の療法士との連携は診療情報提供書に施注目的，施注筋，A 型ボツリヌス製剤の施注単位，必要な運動療法の指示などを記載し送付していたが担当療法士からの返事が返ってくることは少なく，一方的な情報伝達で終わることが多かった．そこで帝人ファーマ株式会社の多職種連携情報共有システム バイタルリンク® を使用し，療法士との連携を開始している．

ICT 活用の実際

バイタルリンク® は厚生労働省の医療情報システムの安全管理に関するガイドラインに準拠したセキュリティを持ち，多職種間でリアルタイムな情報共有を実現するアプリであり，パソコンやスマートフォン，タブレットなどにダウンロードして患者情報の共有ができるシステムである．当院では，患者本人に同意を得て療法士の所属事業所のシステムにもこのアプリをダウンロードしていただき，担当療法士と共通のプラットフォーム上で患者情報の共有をはかっている．費用に関しては月々の使用料は当院だけの負担であり，連携先の事業所には負担が生じないため，比較的導入のハードルは低い．システムの主たる使用機能はタイムライン形式で表示される連絡帳機能であり（図4），ここに施注目的，施注筋，A 型ボツリヌス製剤の施注単位，必要な運動療法の指示などを入力している．療法士からは運動療法の内容やADL の状態，治療効果含め，患者の変化などが入力され，ボツリヌス治療における双方向性の情報のやりとりが可能となっている．また，1 例として，患者の装具検討にあたりシステム機能の一部である Zoom® 連携機能を使用し，担当療法士，義肢装具士，医師との多職種で装具カンファレンスを行った．病院では，患者の歩行を多職種で評価し，直接ディスカッションして処方装具を決定す

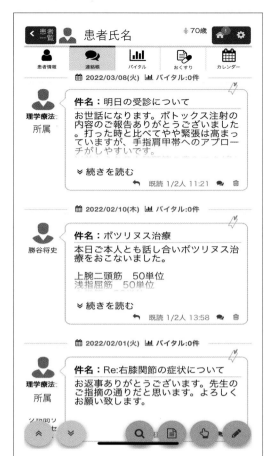

◀図 4.
バイタルリンク®の連絡帳機能

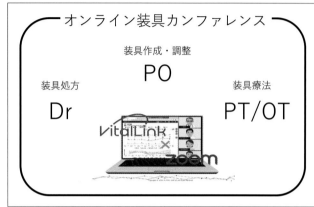

▲図 5. オンライン装具カンファレンス

ることが可能だが，生活期においては担当療法士，義肢装具士，医師が同時に患者の歩行を評価することは空間的にも時間的にも難しい．しかしながら，バイタルリンク®のZoom®機能を使用することで訪問リハビリテーションでの歩行動画を共有し，セキュリティーの高いオンライン環境で装具カンファレンスを行うことが可能となり，新たな地域連携の可能性が広がっている（図5）．

リハビリテーション医療における
ICT活用の期待と展望

リハビリテーション医療において療法士との連携は必須であるにもかかわらず，介護保険領域のリハビリテーション指示は書面のみの記載で可能となっている．しかしながら，ボツリヌス治療などの専門性の高い治療において運動療法が必要な場合，指示書だけでは情報伝達は不十分であり，リアルタイムでのやり取りが重要になる．生活期でのリハビリテーション医療におけるICTの活用は，療法士はもちろん他職種との双方向性のコミュニケーションが可能となり，実際の動画データの共有やカンファレンスなどが共通のプラットフォーム上で可能となることで，空間的・時間的制約を越えて連携することを可能としてくれる．しかしながら外来診療の時間以外でアプリを立ち上げ，情報の確認入力作業などを行うことは，カルテ記載と同様の内容を再度入力することになり，病院や連携先の業務量を増やすことにもつながる．電子カルテや介護事業所の業務記録システムとの親和性が改善され，共通プラットフォーム上でやりとりが可能となれば業務効率は大きく改善されるため，今後のICTの進歩に期待したい．

生活期において，生活全般にかかわるリハビリテーションを幅広く支えていくのがリハビリテーション科医と理学療法士・作業療法士・言語聴覚士のリハビリテーション専門職である．ICTを活

用し地域連携をはかることで，質の高いリハビリ
テーション治療を提供し，機能改善から活動と社
会参加につなげ地域包括ケア時代を切り拓く，こ
のような地域連携の新たな展開が，生活期におけ
るリハビリテーション医療の新たな展望となるだ
ろう．

文　献

1) 久保俊一：リハビリテーション医療・医学の概
　念．久保俊一（編），リハビリテーション医学・医
　療コアテキスト，pp. 3-15，医学書院，2018．
2) Legg L, et al：Rehabilitation therapy services for
　stroke patients living at home：systematic
　review of randomised controlled trials. *Lancet*,
　363：352-356, 2004.
3) 厚生労働省：政策について：地域包括ケアシステ
　ム〔https://www.mhlw.go.jp/stf/seisakunit
　suite/bunya/hukushi_kaigo/kaigo_koureisha/
　chiiki-houkatsu/〕（2022 年 5 月 20 日閲覧）
4) 堀籠淳之，阿部泰之：医療者・介護者・福祉者の
　ためのケア・カフェ—Blending Communities.
　Palliat Care Res, **9**（1）：901-905，2014．
5) 森川美絵：福祉介護分野から：多職種多分野連携
　による地域包括ケアシステムの構築．保健医療
　科，**65**（1）：16-23，2016．
6) 渡部　愛：日医総研ワーキングペーパー，ICT を
　利用した全国地域医療情報連携ネットワークの
　概況（2019・2020 年度版），2021．
7) 日本脳卒中学会　脳卒中ガイドライン委員会
　（編），脳卒中治療ガイドライン 2021，pp. 268-
　270，協和企画，2021．
8) 原　貴敏：ボツリヌス治療とリハビリテーショ
　ン．原　寛美ほか（編），エビデンスに基づくボツ
　リヌス治療，pp. 134-148，三輪書店，2022．
9) 勝谷将史ほか：ボツリヌス治療と訪問リハビリ
　テーションの併用により上下肢機能と ADL が改
　善した慢性期脳卒中患者の 1 症例．臨床リハ，**26**
　（10）：1014-1015，2017．

MB Med Reha **No.278**：47-51, 2022

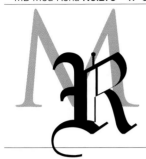

特集／リハビリテーション診療に使える ICT 活用術
―これからリハビリテーション診療はこう変わる！―

ICT を利用した脳卒中リハビリテーション医療

川上途行*1 奥山航平*2 桑原 渉*3
伊藤大将*4 金子文成*5

Abstract 脳卒中患者に対して提供されているリハビリテーションの質にばらつきがあり，個別性のある患者に最適な治療が届けられていない可能性が常に潜んでいた．近年，これらの解決策に ICT の活用，デジタルトランスフォーメーションが注目されている．ICT を活用してリハビリテーション室内で発生する様々なデータをニューロクラウドに蓄積・統合・活用し，ビッグデータに基づく適応判断支援を実現するというスマートリハビリテーションが提唱され，社会実装も行われている．また，医療ビッグデータ構築のための，リハビリテーション情報プラットフォームの開発が進んでいる．産学合同のリハビリテーション医療デジタルトランスフォーメーション研究会が発足するなど，本分野は急速に広がりを見せている．

Key words デジタルトランスフォーメーション（digital transformation），運動麻痺（motor paralysis），スマートリハビリテーション（smart rehabilitation）

はじめに：脳卒中リハビリテーションにおけるデジタルトランスフォーメーションの必要性

日本の脳卒中人口は2017年の調査では111.5万人であり[1]，高齢者医療介護費，要介護要因の第2位である[2][3]．併発する運動麻痺を含む様々な機能障害は難治性で，生活や就労の阻害状況が継続するため，本人や介護者の負担が甚大である．疾患負荷量の総合的指標 DALY（disability-adjusted life year）は，がんよりも高く第3位である[4]．このため，脳卒中患者の機能回復，社会復帰の促進は，世界的な課題である．

従来のリハビリテーションは，障害の予防・回復・代償において多くの成果を上げてきたが，① 評価データが断面的・断片的で統合されていない，② 評価―治療のサイクルが不十分，③ 治療が体系化されていない，④ 治療中のデータを活かせていない，⑤ 最重度例への対応が困難，という課題を抱えていた[5]．そのため，提供されているリハビリテーションの質にばらつきがあり，個別性のある患者に最適な治療が届けられていない可能性が常に潜んでいた．近年，これらの解決策に ICT の活用，デジタルトランスフォーメーション（DX）は注目されている．理学療法士や作業療法士に対するインタビューを用いた質的研究においても，脳卒中患者のリハビリテーションにおける ICT 活用法として，「個人を中心とした首尾一貫したリハビリテーションを促進するためのパーソ

---

*1 Michiyuki KAWAKAMI, 〒 160-8582 東京都新宿区信濃町 35　慶應義塾大学医学部リハビリテーション医学教室，准教授
*2 Kouhei OKUYAMA, 同，特任助教
*3 Wataru KUWAHARA, 同，特任助教
*4 Taisho ITO, 同，特任助教
*5 Fuminari KANEKO, 東京都立大学人間健康科学研究科理学療法科学域，准教授

ナライズされたアプリソリューション」が挙げられている[6]. Gustavsson らの Grounded Theory でも，ICT をリハビリテーションにおけるツール活用のビジョンとして ① 情報の共有，② 遠隔地からの協働，③ 文書の透明性の確保，④ 患者の ICT 利用を支援，という可能性を示している[7].

スマートリハビリテーション構想

本邦では，これらのリハビリテーションに関する課題を解決するための DX としてスマートリハビリテーションが提唱された．これは，ICT を活用してリハビリテーション室内で発生する様々なデータをニューロクラウドに蓄積・統合・活用し，ビッグデータに基づく適応判断支援を実現するという考え方である[5]. これにより，リハビリテーション医療の最適化・効率化・高度化・体系化をはかるとともに，「スマートリハ室」自体が自律的に進化を遂げていくことを目指している．

国立研究開発法人日本医療研究開発機構（AMED）「未来医療を実現する医療機器・システム研究開発事業」の助成を受け，社会実装が進み，済生会東神奈川リハビリテーション病院では 2018 年 2 月の開院時から「スマートリハ室」のプロトタイプとして数々の先端機器を導入し，慶應義塾大学を中心とした先端リハビリテーション機器の開発，臨床応用の研究が行われている[8]. 従来のリハビリテーション治療手技に最先端機器を使ったリハビリテーション治療を組み合わせることにより，治療選択の幅が広がっている．

脳卒中リハビリテーションにおける DX：プロジェクトと今後の展望

1．リハビリテーション医療における情報プラットフォームの開発

このように，リハビリテーション医療におけるデジタル化は，その必要性が叫ばれ，着々と普及，実装が進んできた．一方で，その中核を担ってきたのはこれまでは brain-machine interface に代表されるような革新的な治療手法の開発であった

ため，デジタル化の目的の重要な因子である「医療ビッグデータ」を構築するための仕組みを開発することの必要性が高まった．このため，2022 年現在，後述のプロジェクトにおいて開発が進んでいる．

筆者らは，日本医療研究開発機構（AMED）が推進する「医療機器等における先進的研究開発・開発体制強靱化事業 先進的医療機器・システム等開発プロジェクト」の 1 つとして採択され，2019 年度から研究開発を進めている．現在は，慶應義塾大学医学部と理工学部に加え，4 つの企業［（株）NTT データ，（株）NTT データ経営研究所，Connect（株），（株）INTEP］が参画し，多機関が共同してプロジェクトを進めている．慶應義塾大学が前半 3 年度の研究開発代表機関となり，基礎的な技術開発を行ってきた．その後，（株）INTEP が後半 2 年度の研究開発代表機関となり，開発製品を上市していくための事業化機関としての役割を担い，令和 6（2024）年度の上市を目指してプロジェクトに取り組んでいる．

本研究開発では「治ることをあきらめない！ひとりひとりに最適化されたリハを，いつでもどこでも．脳機能再生医療を実現する診断治療パッケージと個別化医療の実現」をコンセプトとして，リハビリテーション医療システムを強靱化し，我が国が抱える医学的，および社会的な問題の抜本的な解決をはかるためのデジタル化診断・治療技術を開発している．このコンセプトを実現するための具体的な開発目的は，① 多様な障害タイプに対して，標準治療では実現し得ないほどの大きな治療効果をもたらす介入手段の提供と，デジタル診断技術による治療計画作成支援．② 患者個人の病態，運動生活習慣，職業，ステージに合わせて，急性期から介護までロングレンジで「評価，診断，治療選択，介入支援」が行えるワンストップ・デジタル支援，③ 診断と介入のエビデンスや e ラーニング教材の提供を通じた，介護領域でのメディカルグレードのリハビリテーション導入の実現，の 3 点である．加えて，収集される医療ビッ

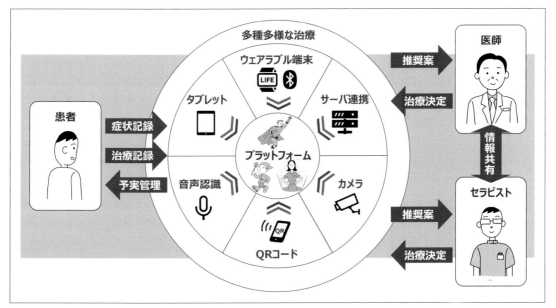

図 1. リハビリテーション医療における情報プラットフォームのイメージ図

グデータを活用することで，医療従事者の専門知識と経験から導かれるモデルのデータ検証だけでなく，大量のデータに潜む構造を情報解析によって抽出し，今まで発見できなかった個人特性や医療行為などの関係性を明らかにして，より効果の高い個別化医療の実現を目指している．

　概略的に記述すると，プロジェクトの最終的な目標は，リハビリテーション医療における情報プラットフォームの開発を実現することである．この情報プラットフォームの全体イメージ図を**図1**に示す．従来のリハビリテーションは，陳述的，質的な情報で患者の状態が把握され，地域，施設，医療従事者ごとのばらつきが大きいと考えられている．また，様々なリハビリテーション機器が施設ごとに存在し，その情報をカルテ入力・統合する手間が非常に煩雑であり，結果として現場の医師や療法士の診療外の業務負担の増大につながっている．それらの患者・利用者における陳述的，質的な情報，およびリハビリテーション機器から出力される各種情報をクラウド・コンピューティング内にあるデータベースで一元管理し，それをビッグデータ解析することで，各患者に個別化，最適化された治療を実施することを実現する取り組みである．既存の電子カルテや業務支援システムとは異なり，リハビリテーション医療のDXに

より医学的リハビリテーションにおける治療の質を高め，診断・治療，およびその後の介護予防の高度化を実現しようとしている．

2. 現在のプロトタイプの紹介：クラウド型システムの採用

　上述した構想を実現するためには，前提として量的にも質的にも分析に耐え得るデータが必要となる．これを実現することは容易ではなく，医療現場のDXを達成するためのボトルネックとなる．データを集積するために現場の医療者へ大きな負荷がかかることは本末転倒であるため，可能な限り現場の負担が少なく，むしろ業務効率化につながるようなシステムの実現が望まれる．本稿では我々の取り組みについて，実際に開発しているシステムのプロトタイプのイメージを交えて概説する．

　はじめに，リハビリテーション医療にかかわる様々なデータを集積するための基盤となるアプリケーション，およびデータベースについて概説する．データを入力・閲覧するためのツールとしてwebアプリを開発している．webアプリはApp StoreやGoogle Playなどのアプリケーションストアからインストールするネイティブアプリとは異なり，PC・タブレット・スマートフォンなどの端末やOSに依存せずにブラウザの閲覧のみで利

用可能である．これによって，従来の臨床現場で行われてきた評価結果を紙媒体に一時的なメモを残し，電子カルテへ記録する際に PC に転記するというワークフローが，評価時点で持ち運びをしているスマートフォンやタブレットに入力することで完了することとなる．アプリを通じて入力されたデータはクラウド型データベースに蓄積される．これまでは病院に設置するオンプレミス型データベースに集積されることが主流であったが，ICT 技術の進展により安価で拡張性に優れたシステムが利用可能となり，医療現場での普及が進んできている．セキュリティに対する漠然とした不安を抱かれることも多いが，適切な対策を講じることで従来のオンプレミス型に勝る機密性を得ることも可能である．厚生労働省から発出されている「医療情報システムの安全管理に関するガイドライン」[9]においても，クラウド型サービスにおける必要な措置が明記されており，本プロジェクトの開発品はこれに準拠している．

リハビリテーション医療デジタルトランスフォーメーション研究会の発足

このように，リハビリテーション医療の DX 化の必要性が叫ばれる中，これを推進することに寄与し，学術および科学技術の振興により公衆衛生の向上，医療と産業の発展に寄与することを目的とした「リハビリテーション医療デジタルトランスフォーメーション研究会」が発足した．標準化された手法で取得された測定値を構造的データとして集積することが，リハビリテーション医療にもたらす利益について議論を深めていくための会である．また，臨床現場で標準化された手法を用いるためにはデジタル技術を効果的に活用する環境整備が重要であるため，リハビリテーション医療機器や情報システムの規格化，そして社会実装について討論する．そのため，医療関係者だけでなく，関連する企業にも開かれた，産学合同の会となっている．つまり，保健，医療，福祉領域における学術的貢献のみならず，省庁，行政，産業界と連携して，得られた知見を広く社会実装することを目指している．2022 年 2 月 26 日に設立記念シンポジウムが開催され，リハビリテーションにかかわる幅広い職種，企業が集った．

最後に

リハビリテーション医療では，医師，看護師，リハビリテーション専門職などから構成される医療チームのみならず，患者の在宅，社会環境にかかわるすべての人々からの情報集約を必要とし，その統合的な分析が望まれる[10]．つまり，関与する職種が多いこと，さらに科学的データから人文社会学的情報まで幅広い情報によって患者へのアプローチが検討，選択されるところが特徴的である．この過程の情報を数値化してアプローチの最適化をはかることは容易ではない[10]．この課題を解決するための手段として DX が挙げられる．近年，ロボットやバーチャルリアリティ技術による治療，そして筋電や脳波といった生体信号記録で取得されるデータの利用などが急速に普及しており，ICT を活用して臨床現場の環境を変革できる実現性が高まってきたといえる．提供される医療の質を高めることに加え，医療従事者の教育コンテンツとしての期待や，新たな革新的治療法の創出など，本分野を通してリハビリテーション医学が発展していくことが期待される．

文　献

1) 厚生労働省：平成 29 年(2017)患者調査の概況，5 主な患者の総患者数，〔https://www.mhlw.go.jp/toukei/saikin/hw/kanja/17/dl/05.pdf〕
2) 厚生労働省：令和元年度 国民医療費の概況，〔https://www.mhlw.go.jp/toukei/saikin/hw/k-iryohi/19/dl/toukei.pdf〕
3) 内閣府：令和 3 年版高齢社会白書，〔https://www8.cao.go.jp/kourei/whitepaper/w-2021/zenbun/03pdf_index.html〕
4) GBD 2017 DALYs and HALE Collaborators：Global, regional, and national disability-adjusted life-years(DALYs)for 359 diseases and injuries

and healthy life expectancy(HALE)for 195 countries and territories, 1990-2017 : a systematic analysis for the Global Burden of Disease Study 2017. *Lancet*, **392**(10159) : 1859-1922, 2018.

5) 里宇明元：【高齢者リハビリテーションの新展開】スマートリハプロジェクト. *Geriatric Medicine*, **57**(1) : 33-36, 2019.

6) Marwaa MN, et al : Physiotherapists' and occupational therapists' perspectives on information and communication technology in stroke rehabilitation. *PLoS One*, **15**(8) : e0236831, 2020.

7) Gustavsson M, et al : Exploring future possibilities of using information and communication technology in multidisciplinary rehabilitation after stroke – a grounded theory study. *Scand J Occup Ther*, **27**(3) : 223-230, 2020.

8) 水野勝広：超高齢社会にむけたスマートホーム・シティ 回復期リハビリテーション病棟でのスマートリハ室運用と今後の展開. *Jpn J Rehabil Med*, **57** : S460, 2020.

9) 厚生労働省：医療情報システムの安全管理に関するガイドライン 第5.1版(令和3年1月).

10) 金子文成：リハビリテーション医療とデジタルトランスフォーメーション. STROKE2022抄録集, 2022.

MB Med Reha **No.278**：52–62, 2022

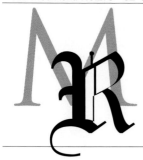

特集／リハビリテーション診療に使える ICT 活用術
―これからリハビリテーション診療はこう変わる！―

ICT を利用した神経・筋疾患リハビリテーション医療

西田大輔*1　　坂東杏太*2　　近藤夕騎*3
田原正俊*4　　水野勝広*5

Abstract　　リハビリテーション診療では，技術の進歩とともに，通信技術やロボット・デジタル機器を用いた評価・訓練手法が徐々に出現し，神経・筋疾患のリハビリテーション診療の臨床現場に導入されつつある．国際生活機能分類(ICF)で考えると「心身機能」においては評価と訓練であり，ICT 機器を用いて身体機能・行動や筋活動，脳活動を定量的に精度高く評価でき，訓練につなげることができる．また，ロボットリハビリテーション機器が開発され，医療保険算定されるものもあり，徐々に導入が進んでいる．「活動・参加」においては意思伝達，コミュニケーション機器に ICT 機器の導入が進み，PC 操作やコミュニケーションの能力向上への寄与ができている．さらに能力が向上することで就学や就業が円滑となり，患者や介護者間のコミュニティーづくりが可能となることで参加の拡大に寄与している．

新型コロナウイルス感染拡大により，神経・筋疾患の患者がリハビリテーション医療を受診する機会が減少する中，ICT を活用した医療提供の推進がさらに重要となると考えられる．

Key words　神経・筋疾患(neuromuscular disease)，国際生活機能分類(International Classification of Functioning, Disability and Health；ICF)，評価(evaluation)，リハビリテーション訓練機器(rehabilitation training device)，コミュニケーション(communication)

はじめに

リハビリテーション診療は対面，アナログでの診療が基礎となることは言うまでもないが，そのうえに ICT の技術を取り入れ，さらに発展している．本稿では国際生活機能分類(International Classification of Functioning, Disability and Health；ICF)の心身機能，活動，参加の階層に沿って ICT 技術を利用した神経・筋疾患のリハビリテーション診療について，実際の例を挙げて概観する(**図1**).

I．心身機能

1．評　価

1）運動機能評価

運動を定量化する方法として，活動量計による運動量測定，筋電図による筋活動の評価，動作解析装置による運動状態の評価などがある．臨床現

---

*1 Daisuke NISHIDA，〒 259-1193 神奈川県伊勢原市下糟屋 143　東海大学医学部専門診療学系リハビリテーション科学，講師／国立精神・神経医療研究センター病院身体リハビリテーション部
*2 Kyota BANDO，国立精神・神経医療研究センター病院身体リハビリテーション部
*3 Yuki KONDO，同
*4 Masatoshi TAHARA，済生会東神奈川リハビリテーション病院
*5 Katsuhiro MIZUNO，東海大学医学部専門診療学系リハビリテーション科学，教授／国立精神・神経医療研究センター病院身体リハビリテーション部

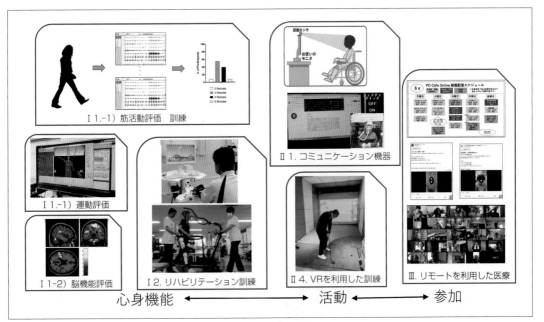

図1. ICF の心身機能・活動・参加の階層に沿った ICF を利用した
リハビリテーション医療の例

場では簡便に医療者にも患者にもストレス少なく測定できることがより重要となる.

　a）活動量計：主に加速度計を用いて歩数や消費カロリーなどを測定するものであり, ポケットに入れたり, 腕に装着したり, 腰部など体表に貼りつけたりして携帯でき, 精度も様々である. 近年はスマートフォンにも標準装備され, 自宅などでの歩数や活動状態の情報を共有し状態を評価することに役立っている.

　b）筋電計：近年ワイヤレス筋電計が普及しつつあり, 神経筋疾患患者の評価にも応用される. ワイヤレス筋電計は機器のセッティングが完了すれば比較的短時間で装着でき, 臨床的に使いやすい. また, タブレット PC などに筋電図をリアルタイムで表示できる機器もあり, 運動のリアルタイムフィードバックとしてリハビリテーション訓練にも応用可能である. 新しい解析手法として, 複数の筋がかかわる協調運動を時間的空間的にモジュール化する筋シナジー解析[1]~[4]があり, 研究だけでなく, 臨床現場での利用が期待される.

【筋電計使用例】脊髄小脳変性症などの失調症状を呈する患者に対し, ワイヤレス筋電図を用いた動作時の筋活動を視覚的にフィードバックし, リハビリテーション治療に利用されている. 筋電図を

タブレット端末で示すことにより, ベッドサイドなどでも簡便に筋電図バイオフィードバックトレーニングの実施が可能となっている. また, ワイヤレスであるため, 歩行動作などを多チャンネル計測することも容易である(図2-a). 今後は, よりわかりやすいフィードバックのために筋シナジー解析をリアルタイムで表示するシステムを構築し, 直感的にわかりやすい情報を用いたバイオフィードバックトレーニングの開発を目指している.

　c）動作解析：従来の動作解析装置はマーカーをつけて特殊な高性能カメラ・センサーを用いて大がかりな機材で解析するものであるが, 近年は数万円で購入可能な市販の距離カメラ・センサーや通常の RGB カメラで撮像した画像を用いて動作解析が可能な手法が開発され, 精度も徐々に向上しており, 臨床現場での応用が期待される.

【動作解析の例】赤外線距離センサーを用いてマーカーレスで動作解析が可能である Kinect®(Microsoft)を用いた視覚フィードバックトレーニングがある(図2-b).

　Kinect® の特徴は ① 被験者がカメラ・センサーの前に立つとソフトウェア上で任意の箇所にマーカーを添付できること, ② 身体を3次元的にキャプチャーした仮想の身体モデルの内部にマーカー

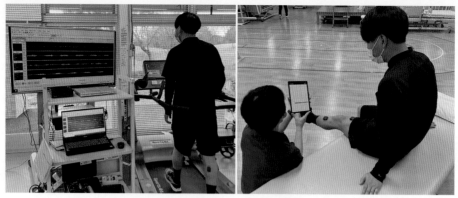

a．ワイヤレス筋電計を用いた運動のリアルタイムフィードバックの例
ワイヤレス筋電計により下肢の筋活動を計測，モニターで表示することで
フィードバックを行う．

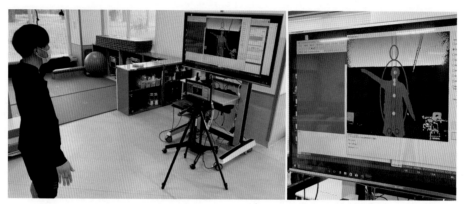

b．Kinect® を用いた視覚フィードバックトレーニングの例
マーカーをつけることなく，リアルタイムで簡易に動作を
フィードバック可能である．

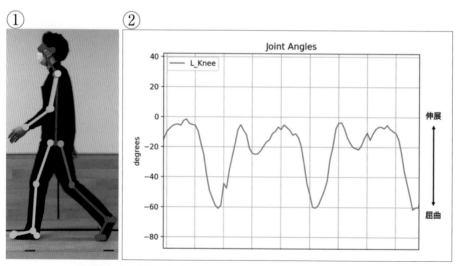

c．歩行場面の骨格，姿勢推定と膝関節角度の時系列変化の例
① 解析ソフト OpenPose を用いた歩行場面における各関節点の推定
② 左股関節・膝関節・足関節の座標から左膝関節角度を時系列に表示
図 2.

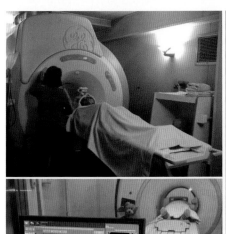
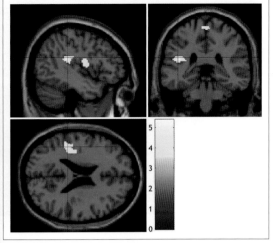

a | b

図 3.
fMRI による脳機能評価の例
　a：タスク指示をしながら撮像
　b：標準脳へ投影し，脳深部の賦活部位を表示できる

を置くことが可能であるため，より身体重心に近いマーカーを用いたフィードバックが可能であること，③1度，任意の人物をキャプチャーすれば，介助者が近くにいても，キャプチャーの対象がずれることはないため，介助下でのトレーニングでも視覚フィードバックが可能であることである．Kinect® を用いた系で脊髄小脳変性症などによる運動失調を呈する神経疾患患者のバランスの評価を行い，さらにフィードバック訓練の開発を目指している[5]．

単眼 RGB カメラを用いてマーカーレスで動作解析をすることも臨床応用が期待される．深層学習（deep learning）を利用した骨格・姿勢推定技術を用いて，スマートフォンやビデオカメラで撮影した画像や動画からマーカーを貼ることなく，被験者の各関節点を推定することが可能なシステムとして DeepLabCut™ がある．このシステムを用いると，各関節点の2次元の座標データを得ることで，動作中の各部位の軌跡や関節角度などの情報を簡便に抽出できる．市販の RGB カメラで撮像した画像を用いた解析が可能であるため，病院などの医療施設のみならず，自宅や職場などで撮影した画像から実際の生活場面における動作の評価が可能となる[6)7)]（**図 2-c**）．

2）脳機能評価

脳機能を評価する方法も進歩し，少しずつ簡便化されている．脳機能は近赤外分光法（NIRS）や脳波（EEG），機能的核磁気共鳴画像法（fMRI），脳磁計（MEG），single photon emission computed tomography（SPECT）などによって評価が可能である．

NIRS や EEG は臨床現場で比較的簡便に装着可能であり，ノイズの低減が可能なものも増えている．特に EEG は臨床現場でてんかん診療などに広く用いられており，今後のリハビリテーション診療に期待できる手法である．

fMRI，MEG，SPECT は機器が大がかりで高価であり，基本的には静止した状態で撮像が必要になり，運動を評価するには指先の動きや運動イメージによるタスクの評価となるという制限はあるものの，脳内深部の活動も詳細に評価することが可能であるという利点がある．神経疾患を対象とした実例として SPECT，fMRI，脳磁図を用いたパーキンソン病のすくみ足や外部刺激による歩行の脳内機能研究が行われてきており[8)～10)]，パーキンソン病の病態を評価，リハビリテーション訓練効果の評価に利用できるようになっている．運動機能評価と脳機能評価を適切に組み合わせて評

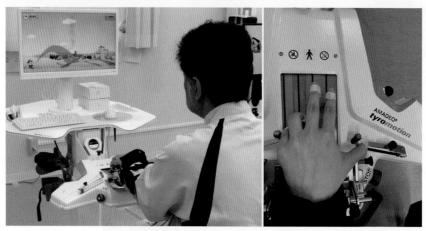

a．Amadeo® 使用例
手指 1 本ずつ分離して制御を行え，テレビゲーム感覚で
巧緻性訓練や失調などの訓練を行える．

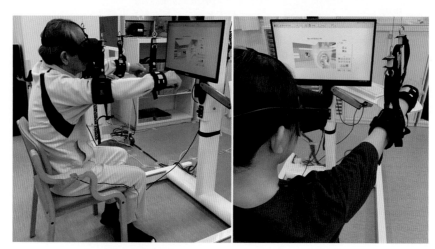

b．Diego® 使用例
上腕，前腕を上部からワイヤでつなぎ位置情報と適度な
免荷により筋力強化・運動学習をテレビゲーム感覚で，
VR を併用して訓練を行っている．

図 4.

価を行っていく方法を研究し，臨床現場で簡便に精度良く用いることが望まれる（**図 3**）．

　将来的にはこのような脳機能を精度良く評価する機器を用いたニューロフィードバックが期待されており，脳波とブレインマシンインターフェイス（BMI/BCI）技術を組み合わせた脳波-BMI/BCI リハビリテーション治療機器の開発が本邦を含め世界的に行われている[11)12)]．

2．訓　練

　機器を用いた機能訓練はフィードバックがスムースであり，機器のサポートにより運動量を増加させることが可能であるため，臨床応用が進んでいる．注意したいのは，現時点では機器はあくまで道具であり，漫然と使えば効果が出るものではなく，担当医や療法士といった医療従事者が患者の心身機能や活動の状態を十分に把握して機材の特性を理解し，適応や使用法を考えて目的を持って使うことで効果を発揮する．医療制度上も「運動量増加機器加算」や「歩行運動処置（ロボットスーツによるもの）」として保険算定できる機器も増えてきており，臨床現場への導入を後押ししている．

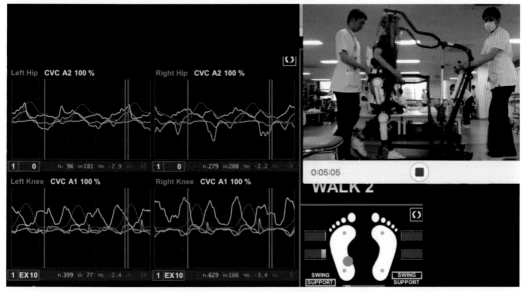

図 5. HAL を用いた歩行訓練の例
歩行訓練時の関節のトルク，体表センサーの電位，足圧の概要をモニターできる．この情報を参考にして患者の歩行状態に合わせた HAL の出力を微調整し，適切な歩行訓練を行える．

1）上肢機能訓練の例

上肢機能訓練機器である Tyromotion 社の Amadeo® や Diego® はそれぞれ手指，上肢の訓練を行うことが可能な機器である．Amadeo® は手指 1 本ずつ分離して制御を行え，巧緻性訓練や失調などの訓練が可能である．Diego® は上腕，前腕を上部からワイヤでつなぎ位置情報と適度な免荷により筋力強化・運動学習を行うことが可能である．テレビゲーム感覚でタスクを行え，仮想現実（VR）ゴーグルを用いた訓練モードも用意されており，通常の訓練では行えない動きやフィードバックを取り入れた訓練を提供している．感覚異常や失調を呈する神経疾患への応用も期待されている[13)14)]（**図 4**）．

2）ロボット歩行訓練の例

歩行訓練機器として想定される訓練効果の機序は ① 訓練量依存の中枢神経の可塑性，② CPG（central pattern generator）の賦活，③ 筋力強化，④ 運動学習，があるといわれており，Hocoma 社の Lokomat® やトヨタ自動車のウェルウォーク® など，主に脊髄損傷や脳卒中を対象として開発されたものが多いが，今後神経筋疾患への応用も期待される．Cyberdyne 社の Hybrid Assistive Limb®（HAL）は神経筋疾患 8 疾患（脊髄性筋萎縮症，球脊髄性筋萎縮症，筋萎縮性側索硬化症，シャルコー・マリー・トゥース病，遠位型ミオパチー，封入体筋炎，先天性ミオパチー，筋ジストロフィー）に対して本邦で「歩行運動処置（ロボットスーツによるもの）」として保険収載されている．体表から主に運動単位活動電位（MUP）と足部から足底圧を検知し，外骨格により股関節と膝関節の運動のコントロールを行う機器である．パラメータ調整をすることで歩行運動の適切な補助，リアルタイムフィードバックを行い，さらにあらかじめ入っている歩行のプログラムを利用した歩行訓練が行える．治験の際のデータでは HAL を使用した訓練による歩行率の改善や，少なくとも進行がある神経・筋疾患患者で歩行率の維持ができることを示している．また，筋炎でも炎症を悪化させずに運動量を確保し，歩幅や歩行率の改善が示されており，今後さらに適切に使用法を確立，データの蓄積を行い，リハビリテーション効果をより客観的に示すことが期待される（**図 5**）[15)]．

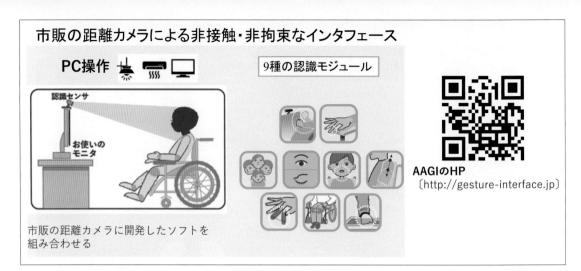

市販の距離カメラによる非接触・非拘束なインタフェース

PC操作

9種の認識モジュール

認識センサ

お使いのモニタ

AAGIのHP
〔http://gesture-interface.jp〕

市販の距離カメラに開発したソフトを
組み合わせる

a．AAGI の概要
9種の微細な動きを認識するモジュールにより機器を
コントロールできる.

図 6.

Ⅱ．活動・参加

　道具を用いて活動を広げ，参加につなげること
はリハビリテーション診療において重要なことで
あるが，ICT 機器を利用した活動・参加をサポー
トするシステムの開発，利用が行われている．環
境制御装置や仮想現実(VR)を用いたリハビリ
テーション診療について紹介する.

1．スイッチ・環境制御装置

　コミュニケーションや環境制御を行う道具・機
器は，アナログで物品を用いる方法から ICT 機器
まで様々なものがある．これらのコミュニケー
ション機材は補強・代替コミュニケーション
(augmentative and alternative communication；
AAC)[16]と総称される．コミュニケーションは入
力と出力に大別されるが，運動障害を持つ患者は
出力における障害が特に問題となることが多い.
これは運動障害により小声や構音障害により声が
聞き取りにくいことや，手指の運動機能低下で書
字や機器の直接な操作が困難になるためである.
従来の文字盤やセンサーを用いて軽微な力や動き
で操作するスイッチも十分工夫されているが，そ
れに加えて ICT を用いた機器も開発されている.
眼球運動や，微細な動き，ジェスチャなどをカメ
ラ・センサーで詳細に検知する機器が開発され，
このような機器を利用し活動を広げ，社会とつな

がる場を提供している事例も出てきている.

2．コミュニケーション機器の実際例

　小さな動きで，かつ接触せずに環境制御を行え
るジェスチャインタフェース機器(augmentative
and alternative gesture interface：AAGI)が産業
技術総合研究所，国立障害者リハビリテーション
センター，国立精神・神経医療研究センターの共
同研究で開発された．開発されたソフトウェアに
より，市販の距離カメラで微細な9種類のジェス
チャを検知してスイッチとしてパソコン操作や環
境制御装置，ゲーム機器に接続するシステムであ
る[17]．現在，神経筋疾患患者に対して臨床現場に
使用開が広まっている．この機材を用いることで
自宅でも直接接触せずにエアコン・電灯の点灯な
どの環境制御やパソコン，ゲーム機器の操作がで
き，活動の向上につながっている．さらに簡便に
スイッチを増やすことでパソコンを用いて仕事を
円滑に行うことができ，ネットワーク接続の対戦
型ゲームにより外部の友人と交流の機会が広がる
こともあり，社会参加の促進にもつながる(図6).

3．Mixed Reality を用いた活動拡大

　Mixed Reality(MR)/Artificial Reality(AR)/
Virtual Reality(VR)を活用し，大型スクリーンや
ゴーグルを用いたリハビリテーションも近年広
まってきている．リハビリテーション訓練用機器
としてトレッドミル，3次元動作解析などを併用

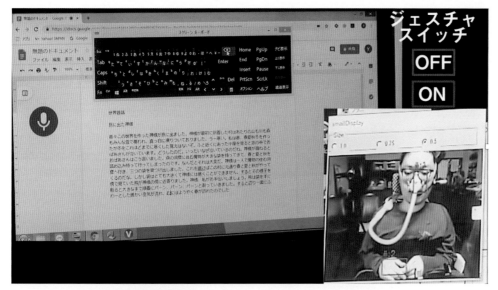

b．AAGI を用いた操作の例
デュシェンヌ型筋ジストロフィーの患者で会議録の文字起こしを仕事とし
て行っている．今まで用いてきた左手の接触型スイッチに加え AAGI によ
るスイッチを顔面と右指（青枠で囲った #1，#2 の部位）による制御を加え
ている．文字起こしの作業速度が 3 倍程度となった．

図 6. つづき

した歩行バランストレーニングシステム機器も開
発，市販されている．

4．Virtual Reality の実例

専用の大型機材導入をしなくもできる方法の 1
例として，汎用化されている大型スクリーンと簡
易な動作解析を組み合わせた施設での運動訓練の
取り組みがある．初期のパーキンソン病患者の屋
内ゴルフ場で行う運動訓練である．近年，街中で
広がり出している屋内ゴルフ場はプロジェクター
でゴルフ場のフィールドを投影して，センサーで
運動とボールの軌道を計測するシステムであり，
臨場感のある運動体験ができる．このような一般
の設備を用いることで継続して運動継続が期待で
き，初期のパーキンソン病患者を対象に運動教室
が計画されている．ゴルフは 1 例であるが，エン
ターテインメントで VR や AR を取り入れた設備
が整備されてきており，その設備を利用して継続
して運動と活動の拡大を汎化する機会があるので
はないかと期待できる（図 7）．

Ⅲ．リモートを利用した訓練，機器サポート

実際に対面で診療や話すことが重要ではあるが

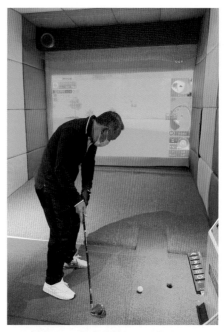

図 7. VR を利用した訓練の例
屋内ゴルフ場を用いたパーキンソン病
患者の運動訓練

（小川順也氏，提供）

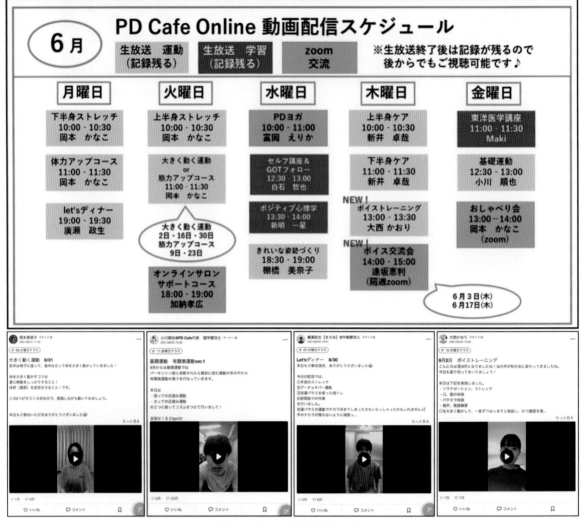

図 8. リモート運動教室の例
動画配信スケジュールを提示，双方向性のリハビリテーション訓練，
さらに利用者主体のコミュニティ形成を可能としている

（小川順也氏，提供）

対面ができない場合にスマートフォンやパソコンによる SNS やテレビ会議システムの使用の汎化によりリモート訓練や家族サポートも広まっている．

【動画配信，リモート訓練】 1 例として新型コロナ感染拡大により，対面で行っていたパーキンソン病の運動教室をリモートへ移行し，在宅で継続できた取り組みがある．感染拡大以降，オンラインによる運動指導をスタートし，① SNS を活用した運動動画配信，②リモート会議システムを活用した双方向リアルタイムオンライン運動教室，そして③オンライン個人，少人数グループ訓練，の

取り組みが行われている．運動動画はアーカイブで時間を問わず利用でき，リアルタイム双方向システムではリアルタイムで訓練を行うことができることで，利用者の満足度が上がっている（**図8**）．

さらにバーチャルオフィスサービスを用いた利用者間のコミュニケーションの取り組みも行われており，運動教室で利用者の交流を促進して自律したリモートでの患者・介護者コミュニティーづくりにつながる取り組みも模索されている．

おわりに

ICT を利用することで時間的空間的な制約が少

なくなり，これまでにないリハビリテーション医療が可能となった．折しも新型コロナウイルス感染拡大により移動が制限され，対面でのリハビリテーション診療が困難となったが，その制限や困難の状況下での副産物として，非接触やリモートでのコミュニケーションやICT機器の使用が多くの人に受け入れられる環境となった．ICTを用いたリハビリテーション診療は在来診療と決して対立するものではなく，便利で高いレベルの診療につながるものと考えられ，今後の発展が期待される．

文　献

1) Ivanenko YP, et al：Five basic muscle activation patterns account for muscle activity during human locomotion. *J Physiol*, **556**：267-282, 2004.
   Summary　健常人の歩行時における筋シナジーを解析し，5モジュールであることを示した．

2) Neptune RR, et al：Modular control of human walking：a simulation study. *J Biomech*, **42**：1282-1287, 2009.

3) Cheung VCK：Approaches to revealing the neural basis of muscle synergies：a review and a critique. *J Neurophysiol*, **125**：1580-1597, 2021.

4) Rodriguez KL, et al：Persons with Parkinson's disease exhibit decreased neuromuscular complexity during gait. *Clin Neurophysiol*, **124**：1390-1397, 2013.

5) Honda T, et al：Assessment and Rating of Motor Cerebellar Ataxias With the Kinect v2 Depth Sensor：Extending Our Appraisal. *Front Neurol*, **11**：179, 2020.
   Summary　深度センサーであるKinect®を用いたマーカーレス姿勢推定システムを用いて，簡便に小脳性運動失調評価（SARA）の項目を連続値として計測できることを示した．

6) Cao Z, et al：OpenPose：Realtime Multi-Person 2D Pose Estimation Using Part Affinity Fields. *IEEE Trans Pattern Anal Mach Intell*, **43**：172-186, 2021.

7) Zhe Cao TS, et al：Realtime Multi-Person 2D Pose Estimation using Part Affinity Fields, 2017. doi.org/10.48550/arXiv:1611.08050

Summary　二次元画像解析による骨格／姿勢推定技術の概説：OpenPoseは関節点であるkeypointの検出とkeypoint同士の関係の推定を行う技術であることを示した．

8) Hanakawa T, et al：Mechanisms underlying gait disturbance in Parkinson's disease：a single photon emission computed tomography study. *Brain*, **122**(7)：1271-1282, 1999.

9) Hanakawa T, et al：Enhanced lateral premotor activity during paradoxical gait in Parkinson's disease. *Ann Neurol*, **45**：329-336, 1999.

10) Nishida D, et al：The neural correlates of gait improvement by rhythmic sound stimulation in adults with Parkinson's disease—A functional magnetic resonance imaging study. *Parkinsonism Relat Disord*, **84**：91-97, 2021.
    Summary　音リズム刺激で歩行障害が改善するパーキンソン病患者の歩行イメージ時の脳活動をfMRIにより示した．

11) Shindo K, et al：Effects of neurofeedback training with an electroencephalogram-based brain-computer interface for hand paralysis in patients with chronic stroke：a preliminary case series study. *J Rehabil Med*, **43**：951-957, 2011.

12) Mizuno K, et al：Evaluating the Effectiveness and Safety of the Electroencephalogram-Based Brain-Machine Interface Rehabilitation System for Patients With Severe Hemiparetic Stroke：Protocol for a Randomized Controlled Trial (BEST-BRAIN Trial). *JMIR Res Protoc*, **7**：e12339, 2018.

13) Germanotta M, et al：Reliability, validity and discriminant ability of a robotic device for finger training in patients with subacute stroke. *J Neuroeng Rehabil*, **17**：1, 2020.

14) Lamers I, et al：Intensity-dependent clinical effects of an individualized technology-supported task-oriented upper limb training program in Multiple Sclerosis：A pilot randomized controlled trial. *Mult Scler Relat Disord*, **34**：119-127, 2019.

15) Nakajima T, et al：Cybernic treatment with wearable cyborg Hybrid Assistive Limb (HAL) improves ambulatory function in patients with slowly progressive rare neuromuscular diseases：a multicentre, randomised, controlled crossover trial for efficacy and safety (NCY-

3001). *Orphanet J Rare Dis*, **16**：304, 2021.
Summary HAL の治験論文：8 疾患に対してのリ
ハビリテーション効果を RCT で示した.

16) Pino A：Augmentative and Alternative Com-
munication Systems for the Motor Disabled. Dis-
ability Informatics and Web Accessibility for
Motor Limitations, pp. 105-152, 2014.

Summary 運動障害患者に対する補完・代替コ
ミュニケーション方法についての総説；在来のア
ナログなものから先進技術を用いたものまでを
概観している.

17) AAGIホームページ，〔http://gesture-interface.
jp.〕

Monthly Book
MEDICAL REHABILITATION

新刊
No. **276**
2022年7月
増刊号

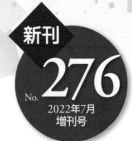

回復期
リハビリテーション病棟における
疾患・障害管理のコツ Q&A
─困ること，対処法─

編集企画 西広島リハビリテーション病院院長 **岡本隆嗣**

B5判 228頁 定価 5,500 円（本体価格 5,000 円＋税）

学ぶべきこと、対応すべきことが多岐にわたる回復期リハビリテーション病棟で遭遇する様々な疾患・障害の管理や対応方法を 1 冊にまとめました！回復期リハビリテーション病棟での現場において、今後のための入門書として、今までの復習として、ぜひお役立てください！

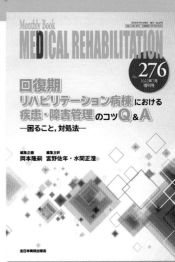

目次 ◆◆◆◆

24 の疾患・障害に関する 40 項目のギモンにお答えしています！

全日本病院出版会 〒113-0033 東京都文京区本郷 3-16-4　Tel:03-5689-5989
www.zenniti.com　Fax:03-5689-8030

MB Med Reha **No.278**：**64-71**, 2022

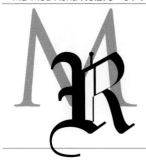

特集／リハビリテーション診療に使える ICT 活用術
—これからリハビリテーション診療はこう変わる！—

ブレインテックとリハビリテーション医療

武見充晃[*1]　中西智也[*2]

　Abstract　ブレインテックとは，brain-machine interface，ニューロフィードバック，ニューロモジュレーションのように，脳科学の知見に技術を融合して開発された製品・システム・サービスのことを指す．本稿では，ブレインテックのリハビリテーション医療における活用事例を，機能代償，および機能回復の観点から，最新の技術動向も交えて説明した．加えて，今後市場拡大が予想されている補完医療技術としてのブレインテックについて，その課題と在宅リハビリテーション分野への応用可能性を考察した．脳状態を直接操作可能なブレインテックは，患者の潜在的な神経可塑性を最大限に引き出し，機能回復効果を高める可能性がある．一方で，医療・研究用ではないブレインテック製品には，その安全性や有効性にかかわる科学的根拠が不十分であったり，トラブル発生時の対処法が明確でないものも少なくないため，安心安全に製品を利用できる体制整備が課題となっている．

　Key words　ブレイン・マシン・インターフェース(Brain-Machine Interface)，ニューロフィードバック(neurofeedback)，ニューロモジュレーション(neuromodulation)，ニューロテクノロジー(neurotechnology)

ブレインテックとは

　ブレインテックとは，脳（ブレイン）と技術（テクノロジー）を組み合わせた言葉であり，脳科学の知見に技術を融合して開発された製品，システム，サービスなどを指す．その代表例は，Brain-Machine Interface(BMI)，ニューロフィードバック，ニューロモジュレーションである（**図1**）．BMI は，脳（ブレイン）と機械（マシン）を機能的につなぐ技術の総称であり，脳活動からその意図を読み取り機械へと出力したり，逆に機械から脳へ刺激を与えたりすることを可能にする．ニューロフィードバックとは，計測した脳活動を数値化し，その程度をビジュアルやサウンドで表すことで，本人に知らせる技術のことである．

ニューロフィードバックの使用により，自らの脳活動をわかりやすく知ったり，その大きさ（脳活動）を随意的に調整するような訓練を行うことが可能となる．ニューロモジュレーションは，脳や神経系を電気，磁気，超音波，光などを用いて物理的に刺激し，人為的に脳の状態を活性化させたり，沈静化させたりする技術を指す．本稿では，これらの技術のリハビリテーション医療における活用事例を，機能代償，および機能回復の観点から，その最新の技術動向も交えて概説する．また，今後の市場拡大が予想されている補完医療技術としてのブレインテックについて，その課題とリハビリテーション分野への応用可能性を考察する．

[*1] Mitsuaki TAKEMI, 〒223-8522 神奈川県横浜市港北区日吉 3-14-1　慶応義塾大学大学院理工学研究科，特任講師
[*2] Tomoya NAKANISHI, NTT データ経営研究所ニューロイノベーションユニット，コンサルタント

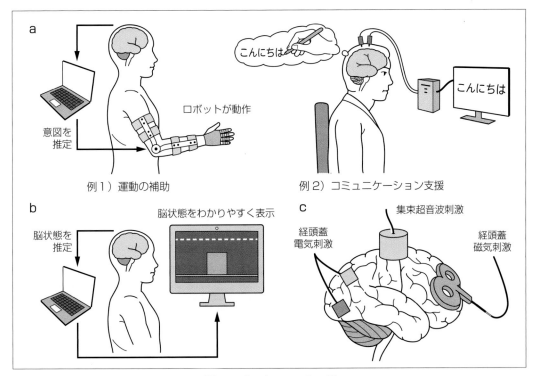

図 1. ブレインテックの例

a：Brain-Machine Interface（BMI）は，脳活動から脳の情報処理プロセスを推定し，脳と機械を直感的に連動させる．BMI には，運動補助やコミュニケーション支援といった機能の代償を担う支援機器としての BMI と，機能回復を誘導する治療機器としての BMI が存在する．

b：ニューロフィードバックは，計測した脳活動をビジュアルやサウンドを用いて使用者本人に知らせたり，脳活動の程度を意識的に調整するために用いられる．

c：ニューロモジュレーションは脳神経系を電気，磁気，超音波，光などを用いて刺激する技術であり，人為的に脳の状態を活性化させたり，沈静化させたりすることができる．

機能代償技術としてのブレインテック

　BMI は，計測された脳活動から脳の情報処理プロセスを推定し，これを機械に出力することで，脳と機械を直感的に連動させる．このような機構から BMI は「念じてものを動かすシステム」とも表現される．BMI による機能代償の用途は，大きく4つに区分できる．1つ目は運動装置の制御である．脳活動から運動の意図を推定し，車椅子やロボットアームなどの福祉機器や，ドローンや玩具を操作するといった使い方はこれに該当する．2つ目は運動の補助であり，リハビリテーション用の動作アシスト装置やパワースーツを脳活動で操作する，という形で実装されている．3つ目は

コミュニケーション支援であり，特に脳波の視覚誘発電位を用いた文字入力インタフェースは，意思伝達の装置として実社会応用が強く期待されている[1)2)]．4つ目は家電やゲーム機器の操作であり，ICT 機器の制御や，ゲーム上のアバターを動かす BMI 技術はこれにあたる．いずれの機能代償 BMI も，元々は重度身体麻痺者の日常生活動作の再建を目指して研究が進められてきた．しかしながら近年では，BMI の技術を自動車の自動運転に活用したり，あるいは仮想空間（メタバース）におけるアバター操作に利用しようという流れもあり，徐々にその適用範囲は健常者へも広がってきている[3)]．BMI には侵襲型と非侵襲型が存在し，それぞれに利点と欠点がある．侵襲型の最大の利点

は，脳活動を感度良く計測できることであり，これに信号処理の技術を組み合わせることで高精度・高自由度・高速な機械制御が可能となる．実際，侵襲型BMIを用いて，意図に基づいてロボットアームを操作し，ペットボトルを掴み，飲み物を飲むという複雑な動作を達成したり[4]，文字を手書きする動作イメージを読み取って，1分間あたり約90文字のアルファベット入力をすることには成功している[5]．一方で侵襲型BMIは使用上のリスクも大きい．例えば，計測用の電極を外科的に皮質内や硬膜下の皮質表面に留置する際には，出血や脳組織の損傷は避けられない．長期使用にともなう感染，故障時の再手術の必要性なども課題となっている[6]．

非侵襲型BMIは，脳活動の計測に手術を必要としないため，侵襲型と比べると相対的に安全で，コスト的にも有利である．信号処理や機械学習といった計測信号の解析に用いる技術の急速な発展もあり，非侵襲型BMIによる意図推定の精度と自由度は向上している[7]．しかし，侵襲型と比べるとその精度や自由度は未だに大きく劣る．これは計測手法の空間分解能の差によるところが大きい．すなわち，神経細胞1個1個の活動を計測できる侵襲的な手法に対して，非侵襲計測した信号は，少なくとも数千個以上の神経細胞の活動が重畳した巨視的な脳活動を反映するためである．また，計測した信号には，周囲の環境や電極の置き方などに起因するノイズも混合している．昨今の技術進歩により，侵襲型BMIの欠点である手術の高侵襲性と，非侵襲型BMIの欠点である脳計測技術の低空間分解能は，いずれも徐々に改善されている．例として，Neurallink社は2020年に，侵襲型BMIの埋め込み手術を自動で実施するロボットを開発し，豚を対象とした試験で，血管を避けつつ脳に計測用の糸状ポリマーフィルムを安全に埋め込むことに成功している[8]．脳外科手術ではなくカテーテルによって，脳血管内に計測点を配したステントを留置し，頭蓋内脳波信号を計測する手法も検証が進んでいる[9]．非侵襲BMIに関連

しては，超音波を用いて脳血流動態を計測する手法[10]や，光ポンピング磁気センサを用いた脳磁計[11]に注目している．これらの非侵襲脳計測法は，既存手法と比べて低い身体拘束性と高い空間分解能を実現できるため，非侵襲BMIに技術的ブレークスルーをもたらす可能性が高い．

機能回復技術としてのブレインテック

機能回復目的で用いられるブレインテックには，BMIに加えてニューロフィードバックとニューロモジュレーションがある．ニューロフィードバックは脳波バイオフィードバックとも呼ばれ，当初はてんかんの治療法として研究が進められていた[12]．現在臨床応用が進んでいるニューロフィードバックの代表例は，注意欠陥多動性障害（ADHD）者の注意力トレーニングであるが，ADHDに対するニューロフィードバック研究は，歴史的にはてんかん研究から約10年遅れて始まった[13]．ほかにもニューロフィードバックの研究開発は，うつ病・強迫性障害・PTSD（心的外傷後ストレス障害）などの精神疾患，パーキンソン病のような神経性疾患，脳卒中に伴う運動や認知機能障害，ほかにも慢性疼痛や睡眠障害など，多様な疾患を対象に行われている[14]．

BMIとニューロフィードバックのリハビリテーションへの応用例としては，シンガポールのNeurostyle社が開発した，脳卒中リハビリテーションプラットフォームのnBETTERシステムがある．nBETTERでは，コンピュータ画面に3Dグラフィックスで描かれた手が表示され，患者は画面の指示通りに手を動かす運動イメージを行う．イメージに成功すると画面上の手が動くだけでなく，外骨格ロボットと連携して，画面に表示された手の動きと患者自身の実際の上肢の動きを同期させることもできる．nBETTERを用いて週3回の介入を6か月間行うと，Fugl-Meyer assessmentの上肢項目が5.8±5.6点改善し[15]，これは同じプロトコルで別途実施された標準的上肢治療による改善と比べて，平均で2.2点優れていた[16]．

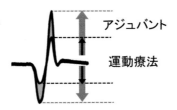
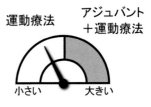

図 2. ブレインテックによる機能回復とアジュバント作用

BMI やロボットを活用した運動療法は，随意的に神経活動を変調させ，皮質脊髄興奮性の変化をもたらす．一方で，ニューロモジュレーションや機能的電気刺激は，物理的刺激によって非随意的に神経活動を変調して，皮質脊髄興奮性を変化させる．随意的，および非随意的に神経活動を変調する技術をうまく組み合わせることで，リハビリテーションに伴う皮質脊髄興奮性の変動幅を増強するアジュバント作用を誘起し，機能回復効果を高めることができる．

米国では2021年，脳卒中リハビリテーションを目的とした IpsiHand が FDA（アメリカ食品医薬品局）に認可された．IpsiHand は，前腕から手にかけて装着する外骨格ロボットと，ワイヤレス脳波計，それらを管理するアプリを搭載したタブレットから構成されていて，麻痺側の手を開閉する運動意図を非損傷半球側から計測した脳波より検出し，ロボットが実際の動作を補助する．中等度から重度の上肢麻痺者を対象に行われた治験によると，IpsiHand を用いた在宅での12週間の介入により Action Research Arm Test は平均6.2点上昇した[17]．本邦では，BMI を組み込んだ，脳卒中による上肢片麻痺者の治療パイプラインが検討されている[18)19]．重度障害者に対しては運動錯覚を用いた皮質脊髄路の活性化[18]や，BMI，および神経電気刺激の併用による機能回復[19]，中等度障害者に対しては機能的電気刺激と装具の併用，軽度障害者に対しては修正 CI 療法と，麻痺の重さに応じて異なる特性を有する介入手法を用いることで，より高い治療効果を発揮できると考えられている[18]．

ニューロモジュレーションは，ニューロフィードバックと比べて臨床応用が進んでいる．その適用範囲は，疼痛の緩和，過活動膀胱・便失禁・尿閉の改善，中枢性睡眠時無呼吸症候群の治療，うつ病やてんかんの治療，脳卒中や脊髄損傷による運動麻痺の改善，腰痛の軽減など，多岐にわた

る[14]．Denison らは，2035年までに，①脳内ネットワークの包括的理解，②治療および研究データの蓄積，③刺激方法の最適化，④刺激装置の改良，などが相まって，ニューロモジュレーションの利用は拡大すると予想している[20]．

刺激装置の改良では，集束超音波刺激に注目している．集束超音波はトランスデューサによって焦点深度が変化するが，例えば BrainSonix 社の刺激装置では，焦点深度62 mm での脳刺激が可能とされている[21]．トランスデューサの焦点深度を個人の脳構造に基づいて調整し，深部脳組織である視床の後外側腹側核をヒトで刺激できたという報告もある[22]．経頭蓋磁気刺激や経頭蓋電気刺激といった非侵襲脳刺激法では不可能とされてきた深部脳刺激を，侵襲的な処置を伴わずに達成できる集束超音波刺激は，治療の幅を大きく広げると考えられる．一方で，集束超音波による神経活動変調のメカニズムは，まだあまり明らかになっていないため，今後の研究が待たれている．

筆者らは，ブレインテックには機能回復技術として2つの優れた点があると考えている．

1つ目は，他の治療法と併用しやすくアジュバント作用を期待できる点である（**図2**）．アジュバントとは，免疫学の分野では，それだけを投与しても効果を持たないが，抗原と一緒に投与することでその抗原性を増強できる物質の総称である．リハビリテーションに置き換えた場合，神経系に

作用して脳可塑性が発揮されやすい状態を整えることで，薬物療法や運動療法による機能回復を促進する技術や手法となる．例えば，経頭蓋直流電流刺激は，それ単体では脳卒中後の運動機能回復にほとんど効果を望めない一方で[23]，ロボットリハビリテーションと併用すると下肢の機能回復効果を増強することが知られている[24]．BMI による脳卒中後の上肢リハビリテーションも，機能的電気刺激を脳活動のフィードバック手法として用いることで，運動機能の回復効果を増強できることが示唆されている[25]．前者のケースでは，経頭蓋直流電流刺激はロボットリハビリテーションのアジュバントであり，後者のケースでは，BMI リハビリテーションは機能的電気刺激によりアジュバント作用を得ている．

2つ目の優れた点は，どのような変化(例：抑制と促通)をどこの脳領域に誘発するのかをアレンジしやすいことである．ヒトが運動する際には，一次運動野から脊髄へ向かう皮質脊髄路以外にも，運動の計画にかかわる運動前野や補足運動野や，感覚フィードバックに基づく運動の調節を担う体性感覚野や小脳など，様々な脳領域が協調的に活動する[26]．運動障害が生じた場合，画像診断や行動解析を組み合わせて，脳の運動制御システムのどの部分に異常をきたしたかを評価し，治療方法を考案する．ブレインテックは，介入方法を調節することで，作用点とその修飾内容を柔軟に設定できるため，個人の脳状態に合わせた治療プロトコルを提供しやすいと考えられる．例えば，脳卒中後にそのバランスが崩れることが知られている半球間抑制を介入対象とする場合，反復経頭蓋磁気刺激を用いて，健側一次運動野の興奮性を選択的に抑制することも，患側一次運動野の興奮性を選択的に促通することもできる[27]．

補完医療技術としてのブレインテック

近年，健康意識や健康の自己管理に対する関心の高まりから，ヨガや瞑想といった補完医療の利用者が増加している．健康なうちからヘルスケア技術を活用して疾患を予防し，健康寿命を伸ばすことは，個人の長期的な生活の質を高めるだけでなく，医療介護費削減の観点からも重要な課題となっている．ブレインテック分野においても，疾患の診断と治療を目的とした装置やシステムに加えて，疾患や疾病の予防を目的としたヘルスケア分野の製品が徐々に増えてきている[14]．現在，国内国外を問わず上市されているヘルスケア・ブレインテック製品が訴求している効果としては，睡眠改善・集中力向上・ストレスや不安の軽減・マインドフルネス・学習能力向上・運動能力向上・記憶力向上・疲労検知・食欲抑制・眼精疲労軽減などがある[14]．このようなブレインテック製品をうまく日常的に利用することで，私たちの生活はより良いものとなるかもしれない．リハビリテーションの観点では，これらの製品を在宅リハビリテーションと併用することでアジュバント作用が誘導され，機能回復効果を高める可能性が考えられる．認知症やうつ病の予防が実現できれば，その効果は計り知れないものとなるであろう．

一方で，これら Direct to Consumer(DTC)製品の国内展開には，いくつかの課題が存在する．最大の懸念は，品質と安全性，および有効性の保証である．今存在するブレインテック製品の大半は外国製であり，一般消費者がこれらの製品を手に入れようと思った場合には，個人輸入に頼ることが多い．個人輸入した製品は，国内の公的機関による医療機器としての承認を受けていないため，安全性，および有効性の判断は使用者に委ねられる．しかし，その判断の根拠となる規格や指針は存在しない．この問題は国際的にも認識されており，2019 年の報告[28]では，神経科学の知見を活用した DTC 製品の多くが以下の問題を抱えていると指摘されている：① 学術的根拠を論文化して公表していないこと，② 製品ウェブサイトを見ると一般的な情報を紐づけてして根拠があることを装っているが，製品自体に同様の効果を期待できるかは言及していないこと，③ リスクや状態悪化時の対処法が適切に記載されていないこと，④ 脳

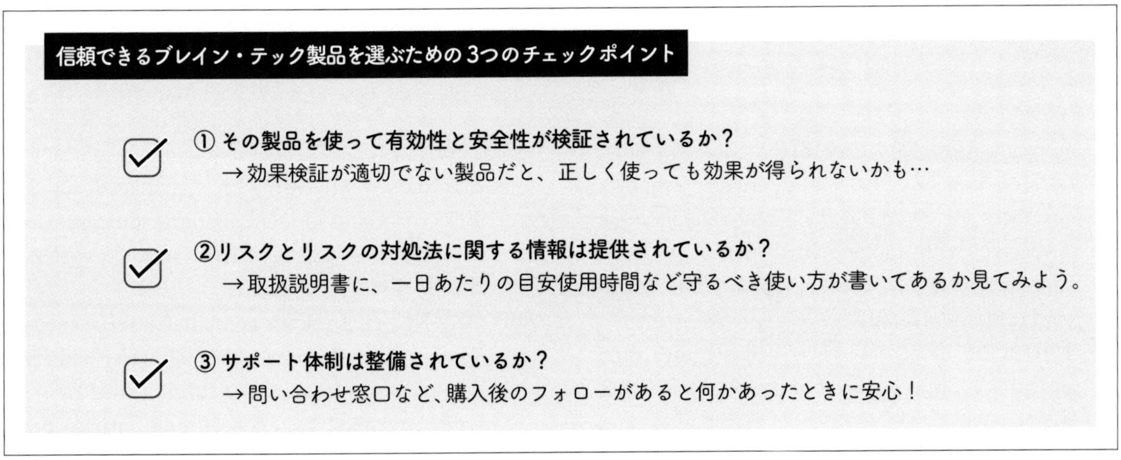

図 3. 信頼できるブレインテック製品の条件
（ブレイン・テック　ガイドブック[29)]より転載）

科学的な限界を超えた訴求をしていること，⑤購入後のサポート体制が不十分であること，⑥使用法の記載が不十分であること．

　ブレインテック DTC 製品の使用判断が消費者に委ねられている状況を鑑みて，筆者らは現在「ブレイン・テック　ガイドブック」と「ブレイン・テック　エビデンスブック（仮称）」を，JST ムーンショット型研究開発事業の一環で作成している[29)]．本書の狙いは，ブレインテックに関する科学的な事実や懸念されるリスクといった正しい情報を一般消費者と共有することで，安心安全に生活を良くする技術としてブレインテックが今後成長する素地を整えることにある．ガイドブック内では，例えば，信頼できるブレインテック製品とはどのようなものか，という判断基準を提示している（**図 3**）．事業者に対しては，製品の性能・有効性・安全性に関して独自の検証を行い，販売の際には消費者が正しく判断できるようそれらの情報を開示することを提案している．エビデンスブックには，ブレインテック製品が訴求している様々な機能の安全性と有効性が，どの程度科学的に裏づけられているのかを検証した結果を掲載する．例として，「ニューロフィードバック訓練は運動能力を向上させるか？」という Question を設定し，システマティックレビューを完了した[30)]．Question は全 12 項目設定されており，各システマティックレビューの結果は作業が完了し次第，順次公開予定である．

おわりに

　ヒト脳には依然未知なる部分が多い．6 か月とされていた脳卒中後の回復のプラトーを覆す知見も多く報告されるようになった．エビデンスを超えた回復を追求する者にとって，脳状態を直接操作可能なブレインテックは福音になるかもしれない．患者の潜在的な神経可塑性を最大限に引き出すことで，機能回復の限界値を高める可能性があるからである．一方で，在宅患者や一般消費者が安全性や有効性を自ら判断して，適切な DTC 製品を選択することは容易ではない．ブレインテック製品に対するルールづくりも端緒についたばかりである．

　よって筆者らは，医師やコメディカルスタッフがブレインテックに精通し，診断や理学所見から，リハビリテーションの補完技術やアジュバントとして合目的な BMI・ニューロフィードバック・ニューロモジュレーションを提供できるようになることが，現時点での1つのあるべき姿と考えている．本稿を読んだ皆様が，医療と生活をより良くするためのツールとして（実は既にリハビリテーション医療と密接にかかわっている）ブレインテックに興味を持って下されば幸いである．

文　献

 1) Shih JJ, et al：Brain-computer interfaces in

medicine. *Mayo Clin Proc*, **87**(3)：268-279, 2012.

2）Lazarou I, et al：EEG-based brain—Computer interfaces for communication and rehabilitation of people with motor impairment：A novel approach of the 21st century. *Front Hum Neurosci*, **12**(14)：1-18, 2018.

3）TajDini M, et al：Wireless sensors for brain activity-A Survey. *Electronics*, **9**(12)：2092, 2020.

4）Hochberg LR, et al：Reach and grasp by people with tetraplegia using a neurally controlled robotic arm. *Nature*, **485**：372-375, 2012.

5）Willett FR, et al：High-performance brain-to-text communication via handwriting. *Nature*, **593**：249-254, 2021.

6）海住太郎ほか：侵襲型 BMI. 医学のあゆみ，**275**(12)：1260-1264，2020.

7）Saha S, et al：Progress in brain computer interface：Challenges and opportunities. *Front Syst Neurosci*, **15**：578875, 2021.

8）venturebeatウェブサイト，〔https://venturebeat.com/2020/08/28/neuralink-demonstrates-its-next-generation-brain-machine-interface/〕(2022年2月10日閲覧)

9）Oxley TJ, et al：Motor neuroprosthesis implanted with neurointerventional surgery improves capacity for activities of daily living tasks in severe paralysis：first in-human experience. *J Neurointerv Surg*, **13**(2)：102-108, 2021.

10）Norman SL, et al：Single-trial decoding of movement intentions using functional ultrasound neuroimaging. *Neuron*, **109**(9)：1554-1566, 2021.

11）Hill RM, et al：Multi-channel whole-head OPM-MEG：Helmet design and a comparison with a conventional system. *Neuroimage*, **219**：116995, 2021.

12）Sterman MB：Neurophysiologic and clinical studies of sensorimotor EEG biofeedback training：some effects on epilepsy. *Semin Psychiatry*, **5**(4)：507-525, 1973.

13）Lubar JO, Lubar JF：Electroencephalographic biofeedback of SMR and beta for treatment of attention deficit disorders in a clinical setting. *Biofeedback Self Regul*, **9**(1)：1-23, 1984.

14）一般社団法人応用脳科学コンソーシアム(編)，応用脳科学リサーチプロジェクト 2021 医療・ヘルスケア分野のニューロテクノロジー，2021.

15）Foong R, et al：Assessment of the efficacy of EEG-Based MI-BCI with visual feedback and EEG correlates of mental fatigue for upper-limb stroke rehabilitation. *IEEE Trans Biomed Eng*, **67**(3)：786-795, 2020.

16）Ang KK, et al：Brain-computer interface-based robotic end effector system for wrist and hand rehabilitation：results of a three-armed randomized controlled trial for chronic stroke. *Front Neuroeng*, **7**(30)：1-9, 2014.

17）Bundy DT, et al：Contralesional brain-computer interface control of a powered exoskeleton for motor recovery in chronic stroke survivors. *Stroke*, **48**(7)：1908-1915, 2017.

18）川上途行ほか：上肢機能障害に対するリハビリテーション治療. *MB Med Reha*, **264**：19-27, 2021.

19）Kawakami M, et al：A New Therapeutic Application of Brain-machine Interface(BMI) Training Followed by Hybrid Assistive Neuromuscular Dynamic Stimulation(HANDS) Therapy for Patients with Severe Hemiparetic Stroke：A Proof of Concept Study. *Restor Neurol Neurosci*, **34**(5)：789-797, 2016.

20）Denison T, et al：Neuromodulation in 2035. *Neurology*, **98**(2)：65-73, 2022.
Summary 臨床で用いられているニューロモジュレーションの概略や将来展望について述べられている最新の論文.

21）Stern JM, et al：Safety of focused ultrasound neuromodulation in humans with temporal lobe epilepsy. *Brain Stimul*, **14**(4)：1022-1031, 2021.

22）Legon W, et al：Neuromodulation with single-element transcranial focused ultrasound in human thalamus. *Hum Brain Mapp*, **39**(5)：1995-2006, 2018.

23）Elsner B, et al：Transcranial direct current stimulation(tDCS) for improving activities of daily living, and physical and cognitive functioning, in people after stroke. *Cochrane Database Syst Rev*, **11**(11)：CD009645, 2020.

24）Comino-Suárez N, et al：Transcranial direct current stimulation combined with robotic therapy for upper and lower limb function after stroke：a systematic review and meta-analysis of randomized control trials. *J Neuroeng Rehabil*, **18**(1)：148, 2021.

25) Bai Z, et al：Immediate and long-term effects of BCI-based rehabilitation of the upper extremity after stroke：a systematic review and meta-analysis. *J Neuroeng Rehabil*, **17**(1)：57, 2020.

26) Scott SH：The computational and neural basis of voluntary motor control and planning. *Trends Cogn Sci*, **16**(11)：541-549, 2012.

27) 竹内直行：経頭蓋磁気刺激のリハビリテーションへの応用. *Jpn J Rehabil Med*, **53**：440-445, 2016.

28) McCall IC, et al：Owning ethical innovation：claims about commercial wearable brain technologies. *Neuron*, **102**(4)：728-731, 2019.
Summary 41 個の DTC ブレインテック製品の販売状況を調査し，エビデンスが不十分であるなど，いくつかの問題点を警鐘した.

29) アラヤ社ウェブサイト〔https://www.araya.org/publications/news20210730/〕(2022 年 2 月 10 日閲覧)

30) Onagawa R, et al：Neurofeedback training for improving motor performance in healthy adults：A systematic review and meta-analysis. bioRxiv, 2022.〔https://www.biorxiv.org/content/10.1101/2022.04.26.487963v1〕

第4回日本運動器 SHOCK WAVE 研究会学術集会
SHOCK WAVE JAPAN 2022

日　時：2022年9月11日(日)9時30分〜16時45分
　※開催時間は多少前後する可能性があります.
会　長：金森章浩(筑波大学　医学医療系　スポーツ医学　講師)
テーマ：なぜ体外衝撃波治療を選択するのか？
　　　　―SHOCK WAVE をもう一度理解する―
開催形式：集会形式＋オンデマンド配信
　　　　　(2022年9月22日(木)〜10月7日(金)予定)
参加費：
　医師：8,000円
　コメディカル：4,000円
　※本セミナーの参加費には日本運動器 SHOCK
　　WAVE 研究会の年会費が含まれます.
　※本セミナーに参加いただきますと, 自動的に1年間
　　研究会会員として登録されます.
　※オンデマンド配信視聴のみの場合も参加費は変わり
　　ません.
主　催：日本運動器 SHOCK WAVE 研究会
ホームページ：http://josst.org/
参加申し込み方法：研究会ホームページより事前参加登
　録をお願いいたします.
　※オンラインでの登録のみとなります.
　　事前登録が無い場合, 当日ご来場いただいてもご参
　　加いただけません.
　※「配信視聴のみ」を選択された場合, 当日ご来場い
　　ただいてもご参加いただくことはできません.
　※当日ご来場分の申し込みは定員200名に達し次第,
　　受付を締め切らせていただきます.
お問い合わせ：下記研究会事務局メールアドレスへお問
　い合わせください.
　josst201664@gmail.com

参加登録ページ QR コード

第32回日本保健科学学会学術集会

会　期：2022年9月17日(土)10：00〜16：00
学術集会長：山田拓実(東京都立大学健康福祉学部理学
　　　　　　療法学科)
開催方式：オンライン
テーマ：多様性のある健康増進
プログラム(予定)：シンポジウム, 学会賞受賞講演,
　　　　　　　　　　一般演題など.
　＊プログラムの詳細はウェブサイト(https://www.
　　health-sciences.jp/meeting/)をご覧ください.
学会集会に関する連絡・お問い合わせ先：
　第32回日本保健科学学会学術集会実行委員会
　〒116-8551　東京都荒川区東尾久 7-2-10
　　　　　　　東京都立大学健康福祉学部
　　　　　　　理学療法学科内
　　TEL：03-3819-1211　内線341

病院歯科介護研究会
第24回総会・学術講演会

大会長：園井教裕(岡山大学大学院 医歯薬学総合研究科附属医療教育センター)
実行委員長：中山良子(岡山市立市民病院)
準備委員長：井上裕貴(四国がんセンター)
テーマ：『出でよ！地域で多職種と連携できるリーダーよ！』〜サーバントリーダーシップを学び，食支援を通じた地域における多職種連携のあるべき姿を考えよう〜
日　時：2022年11月20日(日)10：00〜16：15
(Web開催：ライブ配信)

プログラム
基調講演「サーバントリーダーシップ〜あなたのリーダーシップが組織を変える」
　演者：石田　衛(岡山大学教育推進機構学習・教授支援【CTE】部門，教授)
教育講演①「地域で何ができる？合言葉は「それ，私できます」」
　演者：田中志子(医療法人大誠会，理事長)
教育講演②「歯医者と食と街づくり〜地域食支援2.0〜」
　演者：五島朋幸(ふれあい歯科ごとう，代表/新宿食支援研究会，代表)
教育講演③「多職種を巻き込む食支援の必要性」
　演者：犬飼道雄(岡山済生会総合病院内科・がん化学療法センター，主任医長)
シンポジウム『地域における多職種による食支援の好事例，連携に必要なスキルとは？』
・「口腔および摂食嚥下機能の維持改善に向けた取り組み〜歯科診療所の言語聴覚士の視点から」
　演者：小島　香(浜松医科大学健康社会医学講座/こじまデンタルクリニック：言語聴覚士)
・「介護予防・フレイル予防における食支援のポイント」
　演者：三好早苗(広島県歯科衛生士会，会長：歯科衛生士)
・「食事もコミュニケーションもお口から」
　演者：芳我ちより(香川大学医学部看護学科，教授：保健師)
・「多職種連携だけでは不十分〜地域とつながる管理栄養士に必要なスキル〜」
　演者：髙崎美幸(東葛クリニック病院/一般社団法人松戸市医師会松戸市在宅医療・介護連携支援センター：管理栄養士)

参加費
・事前登録(〜10/14)
【病院歯科介護研究会会員】
　メディカルスタッフ　2,000円
　医師・歯科医師　3,000円
【会員外】
　メディカルスタッフ　4,000円
　医師・歯科医師　5,000円
・直前登録(10/15〜10/28)
【病院歯科介護研究会会員】
　メディカルスタッフ　3,000円
　医師・歯科医師　4,000円
【会員外】
　メディカルスタッフ　5,000円
　医師・歯科医師　7,000円
※会員価格の適用は，申し込み時点で会員会費完納者に限ります．
※大学生(大学院を除く)は無料です．ただし，参加登録が必要です．
　学生の方は参加登録の際，「在学証明書」をFAXで送信，または郵送して下さい．
　「在学証明書」のスキャンデータまたは電子データをファイル添付して事務局にメールしていただいても構いません．

申込方法
　参加申込書を10月28日(金)までに，FAXにて送付，またはホームページから申し込みください．振込先および振込額をE-mailでお知らせします．
　病院歯科介護研究会HP：https://woci.news
※以下の認定単位研修を申請中です．
　最新情報はホームページに掲載します．
　日本歯科医師会生涯研修事業
　一般社団法人日本老年歯科医学会認定制度更新単位
　日本歯科衛生士会認定更新研修
　公益社団法人日本歯科衛生士会専門研修・認定更新生涯研修
　主催：病院歯科介護研究会
　共催：日本老年歯科医学会岡山支部
お問い合わせ先
大会事務局(新庄村国民健康保険歯科診療所)
TEL：0867-56-3056　FAX：0867-56-3434
E-mail：hisanobu@mx9.tiki.ne.jp

FAX による注文・住所変更届け

改定：2015 年 1 月

毎度ご購読いただきましてありがとうございます.

読者の皆様方に小社の本をより確実にお届けさせていただくために，FAX でのご注文・住所変更届けを受けつけております．この機会に是非ご利用ください.

◇ご利用方法

FAX 専用注文書・住所変更届けは，そのまま切り離して FAX 用紙としてご利用ください．また，注文の場合手続き終了後，ご購入商品と郵便振替用紙を同封してお送りいたします．**代金が 5,000 円をこえる場合，代金引換便とさせて頂きます.** その他，申し込み・変更届けの方法は電話，郵便はがきも同様です.

◇代金引換について

本の代金が 5,000 円をこえる場合，代金引換とさせて頂きます．配達員が商品をお届けした際に，現金またはクレジットカード・デビットカードにて代金を配達員にお支払い下さい(本の代金＋消費税＋送料).（※年間定期購読と同時に 5,000 円をこえるご注文を頂いた場合は代金引換とはなりません．郵便振替用紙を同封して発送いたします．代金後払いという形になります．送料は定期購読を含むご注文の場合は頂きません)

◇年間定期購読のお申し込みについて

年間定期購読は，1 年分を前金で頂いておりますため，代金引換とはなりません．郵便振替用紙を本と同封または別送いたします．送料無料，また何月号からでもお申込み頂けます.

毎年末，次年度定期購読のご案内をお送りいたしますので，定期購読更新のお手間が非常に少なく済みます.

◇住所変更届けについて

年間購読をお申し込みされております方は，その期間中お届け先が変更します際，必ずご連絡下さいますようよろしくお願い致します.

◇取消，変更について

取消，変更につきましては，お早めに FAX，お電話でお知らせ下さい.

返品は，原則として受けつけておりませんが，返品の場合の郵送料はお客様負担とさせていただきます．その際は必ず小社へご連絡ください.

◇ご送本について

ご送本につきましては，ご注文がありましてから約 1 週間前後とみていただきたいと思います．お急ぎの方は，ご注文の際にその旨をご記入ください．至急送らせていただきます．2～3 日でお手元に届くように手配いたします.

◇個人情報の利用目的

お客様から収集させていただいた個人情報，ご注文情報は本サービスを提供する目的(本の発送，ご注文内容の確認，問い合わせに対しての回答等)以外には利用することはございません.

その他，ご不明な点は小社までご連絡ください.

株式会社 全日本病院出版会

〒113-0033 東京都文京区本郷 3-16-4-7F
電話 03(5689)5989　FAX03(5689)8030　郵便振替口座 00160-9-58753

FAX 専用注文書

ご購入される書籍・雑誌名に○印と冊数をご記入ください

5,000 円以上代金引換

○	書 籍 名	定価	冊数
	健康・医療・福祉のための睡眠検定ハンドブック up to date　新刊	¥4,950	
	輝生会がおくる！リハビリテーションチーム研修テキスト	¥3,850	
	ポケット判　主訴から引く足のプライマリケアマニュアル	¥6,380	
	まず知っておきたい！がん治療のお金，医療サービス事典	¥2,200	
	カラーアトラス　爪の診療実践ガイド　改訂第2版	¥7,920	
	明日の足診療シリーズⅠ 足の変性疾患・後天性変形の診かた	¥9,350	
	運動器臨床解剖学—チーム秋田の「メゾ解剖学」基本講座—	¥5,940	
	ストレスチェック時代の睡眠・生活リズム改善実践マニュアル	¥3,630	
	超実践！がん患者に必要な口腔ケア	¥4,290	
	足関節ねんざ症候群—足くびのねんざを正しく理解する書—	¥5,500	
	読めばわかる！臨床不眠治療—睡眠専門医が伝授する不眠の知識—	¥3,300	
	骨折治療基本手技アトラス—押さえておきたい10のプロジェクト—	¥16,500	
	足育学　外来でみるフットケア・フットヘルスウェア	¥7,700	
	四季を楽しむビジュアル嚥下食レシピ	¥3,960	
	病院と在宅をつなぐ 脳神経内科の摂食嚥下障害—病態理解と専門職の視点—	¥4,950	
	睡眠からみた認知症診療ハンドブック—早期診断と多角的治療アプローチ—	¥3,850	
	肘実践講座　よくわかる野球肘　肘の内側部障害—病態と対応—	¥9,350	
	医療・看護・介護で役立つ嚥下治療エッセンスノート	¥3,630	
	こどものスポーツ外来—親もナットク！このケア・この説明—	¥7,040	
	野球ヒジ診療ハンドブック—肘の診断から治療，検診まで—	¥3,960	
	見逃さない！骨・軟部腫瘍外科画像アトラス	¥6,600	
	肘実践講座 よくわかる野球肘　離断性骨軟骨炎	¥8,250	
	これでわかる！スポーツ損傷超音波診断 肩・肘＋α	¥5,060	
	達人が教える外傷骨折治療	¥8,800	
	ここが聞きたい！スポーツ診療 Q＆A	¥6,050	
	訪問で行う 摂食・嚥下リハビリテーションのチームアプローチ	¥4,180	

バックナンバー申込（※ 特集タイトルはバックナンバー 一覧をご参照ください）

❀メディカルリハビリテーション(No)

No_____　　No_____　　No_____　　No_____　　No_____

No_____　　No_____　　No_____　　No_____　　No_____

❀オルソペディクス(Vol/No)

Vol/No_____　Vol/No_____　Vol/No_____　Vol/No_____　Vol/No_____

年間定期購読申込

❀メディカルリハビリテーション　　　　　No.　　　　　から

❀オルソペディクス　　　　　Vol.　　No.　　から

TEL：	（　　　）	FAX：	（　　　）

ご 住 所	〒

フリガナ			
お 名 前		要捺印	診療科目

FAX 03-5689-8030 全日本病院出版会行

全日本病院出版会行

FAX 03-5689-8030

年　月　日

住 所 変 更 届 け

お 名 前	フリガナ	
お客様番号		毎回お送りしています封筒のお名前の右上に印字されております8ケタの番号をご記入下さい。
新お届け先	〒　　　　　　都 道 　　　　　　　府 県	
新電話番号	（　　　　　）	
変更日付	年　月　日より	月号より
旧お届け先	〒	

※ 年間購読を注文されております雑誌・書籍名に✓を付けて下さい。

☐ Monthly Book Orthopaedics （月刊誌）
☐ Monthly Book Derma. （月刊誌）
☐ 整形外科最小侵襲手術ジャーナル （季刊誌）
☐ Monthly Book Medical Rehabilitation （月刊誌）
☐ Monthly Book ENTONI （月刊誌）
☐ PEPARS （月刊誌）
☐ Monthly Book OCULISTA （月刊誌）

FAX 03-5689-8030

全日本病院出版会行

Monthly Book Medical Rehabilitation
バックナンバー在庫

編集主幹：宮野佐年　医療法人財団健貢会総合東京病院
　　　　　　　　　　リハビリテーション科センター長
　　　　　水間正澄　医療法人社団輝生会理事長
　　　　　　　　　　昭和大学名誉教授

No.278　編集企画：
藤原俊之　順天堂大学教授

Monthly Book Medical Rehabilitation No.278

2022 年 8 月 15 日発行（毎月 1 回 15 日発行）
　　定価は表紙に表示してあります．
　　　　　Printed in Japan

発行者　　末　定　広　光
発行所　　株式会社　全日本病院出版会
〒 113-0033 東京都文京区本郷 3 丁目 16 番 4 号 7 階
　　電話（03）5689-5989　Fax（03）5689-8030
　　郵便振替口座 00160-9-58753

印刷・製本　三報社印刷株式会社　　電話（03）3637-0005
広告取扱店　㈱日本医学広告社　　　電話（03）5226-2791